王旭斋

老中医临床病案集

王旭斋　著
李秀惠　整理

中国中医药出版社
·北　京·

图书在版编目（CIP）数据

王旭斋老中医临床病案集/王旭斋著；李秀慧整理．—北京：中国中医药出版社，2018.3

ISBN 978 – 7 – 5132 – 4559 – 3

Ⅰ．①王…　Ⅱ．①王…　②李…　Ⅲ．①肝病（中医）– 医案 – 汇编 – 中国 – 现代　Ⅳ．①R256.4

中国版本图书馆 CIP 数据核字（2017）第 262789 号

中国中医药出版社出版

北京市朝阳区北三环东路 28 号易亨大厦 16 层
邮政编码　100013
传真　010 – 64405750
保定市西城胶印有限公司印刷
各地新华书店经销

开本 880×1230　1/32　印张 8.75　字数 189 千字
2018 年 3 月第 1 版　2018 年 3 月第 1 次印刷
书　号　ISBN 978 – 7 – 5132 – 4559 – 3

定价　38.00 元
网址　www.cptcm.com

社长热线　010 – 64405720
购书热线　010 – 89535836
维权打假　010 – 64405753

微信服务号　zgzyycbs
微商城网址　https：//kdt.im/LIdUGr
官方微博　http：//e.weibo.com/cptcm
天猫旗舰店网址　https：//zgzyycbs.tmall.com

如有印装质量问题请与本社出版部联系（010 – 64405510）

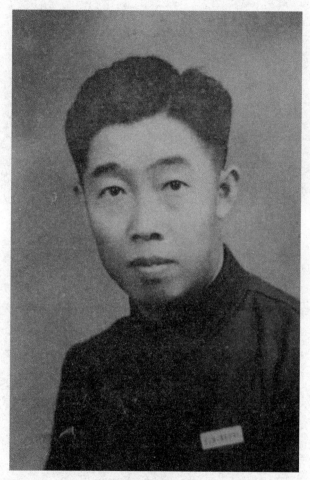

王旭斋年青时期照片

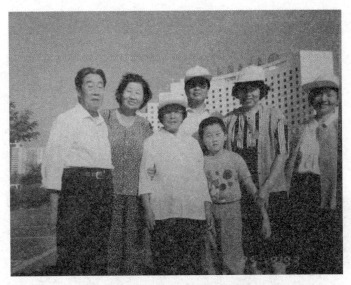

王旭斋（左一）夫妇与同事

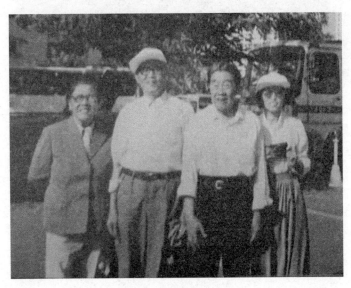

王旭斋（右二）与同事

整 理 说 明

　　王云鹏（1915—2004），号旭斋，1915 年 11 月 16 日出生于河北大兴。中华人民共和国成立后以王旭斋为名，王云鹏为曾用名。王旭斋出身于房产主家庭。父亲王仲生，前清时在税务局任职员。家有房产百余间，从中华人民共和国成立前到 1954 年，因有房租收入，家境比较殷实。王旭斋是独生子，自幼受到良好教育，不仅上了小学，还在北京二中高级中学就读。因没考上大学，他选择了学习中医。学中医是受父亲的熏陶。父亲原在政府部门任职，后因单位南迁而在家赋闲。父亲酷爱研读古文和中医学，虽然一生没有行医，但每天都抄录中医经典和古人医案，家中储藏医书甚多。王旭斋在这样的环境中长大，对中医产生了浓厚的兴趣。初中毕业后，他即拜老中医方苞庭（方维录）老先生为师，学习中医 4 年。1937 年春，王旭斋参加了北京市卫生局组织的中医师考试，成绩合格。同年 9 月，他领到行医执照，在自己家从事个体行医。至 1948 年秋，他在表兄赵毓鑫的介绍下，到天津国民党政府总务处做代理办事员，主要负责财务出纳。1949 年 1 月回到北京后，继续个体行医。王旭斋一生历经沧桑，总结其人生历程，大致分为三个阶段。

　　第一阶段：1937～1948 年，为个体行医阶段。开业之初，因为年轻没有经验，医术不精通，在患者中没有影响。加上当时国民党政府对中医不重视，物价不稳定，人民生活困难，从业者间互相排挤等，他的业务开展不起来。个体行医十年，仅靠房租维持一家生计。他亲眼目睹了旧中国行医靠吹捧欺骗，靠排场结交，感叹自己一无口才，二无财势，诊室又在偏僻的小巷，要想出名实属不易。为此，他对其医术失去了信心。为了谋生，1948年秋季，改行到机关当了一名办事员。

第二阶段：1949～1960年，参加革命工作。中华人民共和国成立后王旭斋回到北京，回到中医队伍中来。他参加了药店的医者医药联盟，同时到街道参加卫生医疗防御工作，业务水平逐渐提高。1953年，他到中医进修学校学习。学习期间，他除了温习中医学知识，还学习现代医学知识，同时对马列主义、毛泽东思想有了粗浅的认识。党对中医的重视、对他的培养，激发了他的爱国热情，于是他关掉个体诊所，到北京市卫生局中医科成为一名正式职工，与方和谦为同事。在中医科工作的6年，王旭斋兢兢业业，对群众的事情有求必应。他每天都会接触各医疗机构的中西医同道，这些人认真的工作作风和高超的医疗技术使他受益良多，更为中医学的复兴备受鼓舞。这期间，他一直与父亲住在一起，1954年7月父亲去世。父亲对中医学的痴迷深深地影响着他，使他萌生了做个好医生的愿望。当时，北京市第一传染病医院正处于建院初期，传染病防控任务重，医疗队伍不健全，特别是中医防控传染病的人员更少。在这种情况下，王旭斋被调至该院工作。

第三阶段：1961～1981年，再度从事临床。王旭斋被调到北京市第一传染病医院（后先后改为第二传染病医院、北京佑安医院、首都医科大学附属北京佑安医院）从事中医临床，对他来说，既兴奋又迷茫，感到公立医院与个体诊所存在很大不同。首先，医院有严格的医疗制度，其次医院中进行中医会诊的患者大多病情危重或是疑难病例，这对他的医疗能力和适应性是一个严峻考验。在我国，20世纪五六十年代正是传染病肆虐时期，中医药防控任务很重，王旭斋感到了从未有的压力。为了尽快担起重担，他吃住在医院，努力钻研中医理论，学习现代医学生理、病理、免疫学知识，虚心向西医同道请教实验室技术。他除了负责本科室工作，还参加全院会诊。对危重患者他注重四诊合参，辨证论治，与西医主管医师一起研究确定治疗方案。他善于从治疗有效和无效的病例中吸取经验教训，提高医术。他遵循读经典，做临床，经过多年努力，积累了丰富的中医诊治内科、妇科、儿科疾病的经验，特别是中医诊治乙脑、麻疹、麻疹合并肺炎、重症肝炎、慢性病毒性肝炎等传染病经验丰富，成为中华医学会和中医学会会员。1979年担任中医科副主任期间，他积极推动全科中医诊治工作，精心培养青年医师，搞好临床科研工作。在他的协调下，中西医融合，临床疗效显著提高，赢得了患者及家属的好评。

王旭斋几十年如一日，兢兢业业，任劳任怨，有求必应，以其独特的临床经验和深厚的中医医术热心为患者及全院职工、家属服务。他在年高体衰时，仍然每天到医院的十个病区进行会诊，对危重患者，不管工作多忙、身体多累，总是坚持每天巡视1次，以便及时解决患者的病痛，耐心劝解开导患者，鼓励他们增强战胜病痛的信心，对患者提出的问题总是详细解释，童叟无欺。他多次获得院先进工作者和北京市先进生产者称号。1984年他在69岁高龄时终于加入了中国共产党，完成了从一个自由职业者向共产主义者的蜕变。

从医近50年中，王旭斋老中医以临床治病为主业。特别是从佑安医院建院初期他就参与了传染病的临床救治工作，积累了丰富的中医治疗乙脑、麻疹、水痘、痢疾、病毒性肝炎等疾病的经验，为中医药防治传染病做出了贡献。后于1988年退休。

1983年我从北京中医学院分院（现首都医科大学中医药学院）毕业，分配到北京第二传染病医院六病区（又称中医科）工作，当时的六病区汇集了医院所有中医人员共9人

（王红兵、张中心、张瑞云、杨德全、郭政权、王旭斋、苗芊、马列清、李秀惠），只有王旭斋担任全院中医会诊工作，时年68岁。医院为了加强对年轻中医的培养，在我来医院的第2年便安排我脱产跟师学习，我的老师就是王旭斋老先生。我跟师近1年时间，主要向他学习中医药治疗病毒性肝炎的经验。每天上午跟随他到临床各个病区会诊病人，下午整理医案，求教他学术思想与临床经验，随访记录看过的患者情况。王老看病十分仔细，总是详尽询问病史和病证，善于抓住主要症状思辨用药。他十分注重中医因人、因时、因地的三因制宜理论，强调要针对患者的客观实际情况处方用药。他摈弃中西医偏见，强调各有长处、相互交流的重要性。比如，肝硬化腹水患者治疗上采用西药利尿剂和中药滋阴益肾药物联合应用可以缓解症状，防止出现肾功能衰竭。对于黄疸病，王老善用白头翁汤清热解毒、凉血退黄进行治疗，每获良效。他还善于调节患者情志与饮食，缓解患者急躁情绪和恐惧心理，使患者消除顾虑，树立信心，安心养病。他总结了慢性肝炎分三个阶段辨证施治的规律，对中医认识慢性病毒性肝炎病情演变和辨证论治起到了积极的推动作用。

跟师期间，我学习了王旭斋老中医对中医、中西医结合治疗肝病的认识与实践，学到了他善于发挥中西医优势、勤于总结临床经验教训的工作方法，为提高临床疗效不懈努力。同时，我也协助他整理医案100例，以总结他的学术思想和临证经验。在王旭斋老中医诞辰102周年之际，将王旭斋老中医治疗肝病医案整理后付梓出版，旨在完成王旭斋老中医的生前心愿，也为读者提供可借鉴的诊治经验。

李秀惠

2017年10月

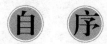

自　序

　　建国 35 周年即将来到，从广播、电视、报刊中都可以听到和看到祖国各地建设捷报频传，令人欢欣鼓舞。我亲身经历了那个工业落后，农村经济萧条，内战不息，天灾人祸不断，人民生活颠沛流离，生活在水深火热之中的时代。新中国成立后，仅用了短短 35 年，便把祖国从贫穷落后变成繁荣昌盛，全靠共产党的英明领导，走社会主义道路，遵循马克思列宁主义、毛泽东思想，调动广大人民群众的力量来改造山河、开拓资源，更吸取国外先进技术，使得我国的农业大发展，人民生活水平节节高升，祖国在国际上的声誉也整蒸蒸日上。随着物质文明的提高，人民精神文化生活也有显著的改善，这一切翻天覆地的变化和伟大成就，在 35 年前是做梦也想不到的，可是今天竟成为现实，怎能不令人欢欣鼓舞呢！

　　在全国人民奋发图强为"四化"建设出力、为祖国争光精神鼓舞下，我将历年临床经治的数百例疑难案例加以整理汇成此集。本书是根据中医辨证施治的原则进行医疗的医案集，这里面既有成功的经验，也有失败的教训，在每一例后面都有按语，指明辨证立法配方的依据，供阅者参考。这些资料都是从病历中摘录下来的，来源真实、可靠，我还把个人此生治疗肝病的心得体会不揣冒昧地写出来，供大家参考。因水平有限，书中难免有谬误，希望读者提出宝贵意见。

恰逢国庆，我把这份原稿交给党组织，作为我的一点薄礼。

我自己身体日趋衰弱，争取在有生之年为中医工作多做贡献，以报答党对中医事业的关怀。

祝亲爱的祖国繁荣昌盛！

王旭斋

1984 年 9 月 20 日

前　言

余自 1937 年执业，迄今已经行医 47 年，在开业初期由于自己年轻，经验不足，当时又战乱不断，对中医学不重视，所以业务开展的不好。新中国成立后，中医学在党的大力支持下得到了复兴，同时中医的社会地位也得到了提高，建国 30 余年来中医学术得到了发扬。

我于 1954 年参加了革命工作，20 余年来在传染病医院和西医同道共同研究、治疗传染性疾病，受益很大，尤对传染性病毒肝病经治的病历较多，既有成功的经验，也有失败的教训，深深知道仅靠自己肤浅的医学经验是不够的。从众多的病例中摸索、研究、讨论，通过努力学习，提高了认识，打开了思路，使部分问题得到了解决，当然也遇到了许多新的问题。截至目前，肝病治疗仍然存在很多问题，有待于中西医共同努力攻关来解决。我深知中西医结合是我们前进的方向，尽管它们理论体系、学术观点不同，但若能密切合作、取长补短、有机结合，会提高治疗效果，对患者是有益的。

我已年近古稀，精力日衰，目睹祖国的农业大发展的欣欣向荣形势莫名欣慰，更喜中医新秀辈出后继有人，将中医学继承和发扬，为创造新中国医学奠定基础，创造条件。

旭斋在 20 余年治疗肝病实践中，深深感到必须把中医辨证和西医辨症结合起来，才有可能取得满意的治疗效果。在会诊病例时，既要仔细辨证对症处理，同时也要参考西医关于肝病病理的变化，加入活血化瘀药物，以促进肝脏的功能恢复。另外，在治疗过程中要观察邪与正的消长，随时调整药物剂量或增减药味。多年来，我积累了部分病例附录于后，每例均有按语，重点指出辨证立法的依据和药物配伍的意义。

本书病例总计 100 例，包括急性肝炎（胆红素在 10mg 以上者）、慢性肝炎、亚急性肝萎缩、肝硬化腹水、梗阻型黄疸、妊娠肝炎、血清型肝炎等。这些病例看重叙述有关中医的辨证立法和历次会诊时病情变化情况，以及肝功能化验记录，西医部分只摘录住院时体检情况和初步诊断。

病例中慢性肝炎 61 例，黄疸 17 例，其他各种肝病 22 例。这些病例病情都较复杂危重，有的发病急、进展快，有的病情反复缠绵不愈，经过中医中药配合治疗，患者转危为安，痊愈出院。

我治疗肝炎遵循历代先贤教导，强调在辨证施治的原则上，加入西医学有关肝炎发病机制和病理变化的观点，提高了对肝炎的认识，打开了思路，在拟定治疗方案时增加了活血通络、温脾助阳等新内容。今天不揣冒昧，把个人肤浅的心得体会和经治的一些病例如实地介绍出来，供大家参考。

王旭斋

1986 年 10 月 1 日

目 录 CONTENTS

一

历代中医书籍对黄疸型肝炎的论述

《素问·平人气象论》云："溺黄赤安卧者，黄疸。已食如饥者，胃疸。面肿曰风，足胫肿曰水，目黄者曰黄疸。"

《金匮要略·黄疸病脉证并治》云："趺阳脉紧而数，数则为热，热则消谷，紧则为寒，食即为满。"

"尺脉浮为伤肾，趺阳脉紧为伤脾，风寒相搏，食谷即眩，谷气不消，胃中苦浊，浊气下流，小便不通，阴被其寒，热流膀胱，身体尽黄，名曰谷疸……心中懊憹而热，不能食，时欲吐，名曰酒疸。"

《伤寒论》云："阳明病，发热汗出者，此为热越，不能发黄也。但头汗出，身无汗，齐颈而还，小便不利，渴引水浆者，此为瘀热在里，身必发黄。"

"伤寒瘀热在里，身必发黄，麻黄连轺赤小豆汤主之。"

"伤寒发汗已，身目为黄，所以然者，以寒湿在里不解故也。以为不可下也，于寒湿中求之。"

《诸病源候论·急黄候》云："脾胃有热，谷气郁蒸，因为热毒所加，故卒然发黄，心满气喘，命在顷刻，故云急黄。"

《诸病源候论·内黄候》云："热毒气在脾胃，与谷气相搏，热蒸在内，不得宣散，先心腹胀满气急，然后身面悉黄，名曰内黄。"

《诸病源候论·黄疸候》云："黄疸之病，此由酒食过度，脏腑不和，水谷相并，积于脾胃，复为风湿所搏，瘀结不散，热气郁蒸，故食已如饥，令身体面目爪甲及小便尽黄。"

《丹溪心法》云："疸病不必分五，同是湿热。"

《医学入门》云："黄疸须知有湿干，干黄热胜色黄而明，大便燥结。湿黄湿盛，色黄而晦，大便润利。"

《景岳全书》云："黄之大要有四：曰阳黄，曰阴黄，曰表邪发黄，曰胆黄也。阳黄证因湿多成热，热则生黄，其证必有身热烦渴或兼有消谷善饥，或小水热痛，或大便秘结，其脉必洪滑有力。阴黄证则全非湿热，总由气血之败，盖气不生血，所以血败。血不华色，所以色败。凡病黄疸，而绝无阳证阳脉者，便是阴黄。阴黄以七情伤脏，或劳倦伤形，因致中气大伤，脾不化血，故脾土之色，自见于外。其为病也，必喜静而恶动，喜暗而畏明。凡神思困倦，言语轻微，或怔忡眩晕，畏寒少食，四肢无力，或大便不实，小便如膏及脉息无力等证，悉皆阳虚之候，此与湿热发黄者，反如冰炭。

表邪发黄，即伤寒证也。凡伤寒汗不能透，而风湿在表者……必发热身痛，脉浮少汗。

胆黄证，凡大惊大恐，及斗殴伤者，皆可发黄，盖胆伤则胆气败，胆液泄故为此症。"

综上各家之言，对肝病发黄原因可分为三大类：一是外感汗出不透；二是脾胃运化失职，二便排解不畅；三是急怒惊恐外伤导致胆液外泄。对肝病发黄分为三种，急黄、阳黄和阴黄。前两种属于急性黄疸型肝炎，后一类属于慢性肝炎。

二
中医学对肝病发病机制的认识

中医学认为，肝乃贮藏血液的脏器，属木，其性刚喜条达恶抑郁。胆分泌胆液能促进脾土之消化腐熟，为人体生化之源。一旦肝失条达，肝气横逆，则首先影响脾胃的正常运化，而出现一系列中满壅滞现象。造成肝气横逆原因有三：一是急躁暴怒；二是饮食不节；三是劳逸失度。

关于病发传染致病的学说我也承认，但我认为，外因总要通过内因才能起作用，因此中医认为肝病发病的机制由于七情有伤、饮食不节，以致肝失条达，脾失健运，湿热毒邪乘机体脏腑失调之机侵入肝脏而发病。

三
中医治疗肝病的基本法则

　　中医治疗原则是先祛邪后扶正。治疗肝病亦不例外，要强调辨证准确，弄清病因，分清虚实寒热，然后确定治疗方案，邪实体实的采用攻法，邪实体虚的采用攻补兼施之法，邪基本肃清即当转入扶正，以培补元气恢复体力。治疗慢性肝炎，邪实正虚较多，涉及肝肾脾三脏同病，此时要分清轻重缓急，按急则治标、缓则治本的原则处理。结合西医学病理变化可以在方剂中加入活血化瘀之品，以促进肝细胞的新生。关于澳抗转阴，降低肝功能化验指标的措施，我认为亦要以辨证为依据，体实的以祛邪为主，体虚的要注意培补，总之要针对患者客观病情来对症处理，切不可见病不见人的千篇一律对待。

四
中医治疗肝病分型

急性肝炎：热偏盛型、湿偏盛型、寒湿型、梗阻型。

暴发型肝炎：狂躁型、衰竭型。

慢性肝炎：湿热不清型、气郁血瘀型、脾虚胃弱型、气血两虚型、肝肾阴虚型。

肝硬化：

实证——湿热郁结型、气滞湿阻型、肝脾血瘀型、寒湿固脾型。

虚证——肝肾阴虚型、脾肾阳虚型。

五
中医辨证要点和治疗代表方剂

（一）急性肝炎

1. 热偏盛型

辨证要点：黄色鲜明如橘子色，烦急口渴，脘腹胀满，大便燥结，小便短赤，舌质红，苔黄厚，脉弦数。

辨证：湿热阳黄，热象偏盛，中焦痞满，二便艰涩，湿热蕴结。

治法：清热化湿，宽中通降。

处方：茵陈30g　栀子10g　黄柏10g　大黄6～10g
　　　茯苓13g　滑石15g　紫草10g　瓜蒌20g
　　　枳壳10g　黄连6g　车前子20g

2. 湿偏盛型

辨证要点：黄疸较深，脘闷恶心，倦怠嗜睡，口不渴，食欲不振，大便溏，小便少，舌苔白腻，脉濡细。

辨证：湿热阳热，湿象偏盛，湿阻中焦，小便欠利，湿邪内阻，清阳不得散越。

治法：芳化利湿，清解消导。

处方：藿香 10g　佩兰 13g　半夏 10g　砂仁 10g

云茯苓 13g　茵陈 30g　栀子 10g　滑石 15g

郁金 10g　大腹皮 13g　车前子 30g

3. 寒湿型

辨证要点：黄疸较深，呕恶不思饮食，倦怠乏力，舌质薄，苔白腻，脉沉细。

辨证：寒湿困脾，清阳不升，中焦失运，水湿内停。

治法：温阳化湿，疏导气机。

处方：茵陈 30g　郁金 13g　附子 3g　桂枝 5g

猪苓 13g　泽泻 10g　白术 15g　云茯苓 13g

藿香 10g　蔻仁 10g　陈皮 10g　生姜 3 片

4. 梗阻型

辨证要点：黄疸进展迅速，肝区疼痛，大便色白，小便短赤，舌苔白厚腻，脉弦涩。

辨证：胆道脉络瘀阻，胆液外溢于血分。

治法：疏肝利胆，活血化瘀。

处方：柴胡 10g　郁金 13g　佛手 13g　金钱草 20g

土鳖虫 15g　三棱 10g　莪术 10g　赤芍 15g

当归 13g　酒大黄 6～10g　车前子 30g

5. 其他

高胆红素血症亦属急性肝炎范围，不过来势迅猛，症状重，胆红素一般在 15mg 左右，患者大部分是青壮年，受邪重，大多数为湿与热并重，治疗以清肝胆湿热、清心凉营、解毒通降为主。

辨证要点：黄疸深，进展快，发热，烦急，脘腹胀满，二便欠畅，鼻衄，口渴或不渴，舌苔厚少津，脉弦数有力。

辨证：肝胆湿热盛，中焦运化失职，邪热毒火入于血分诱发黄疸。

治法：清热凉血，解毒通降，大力退黄。

处方：茵陈 30g　栀子 10g　生地黄 13g　龙胆草 30g
　　　郁金 10g　金钱草 30g　泽泻 13g　车前子 30g
　　　大黄 5~10g　水牛角 15g　牡丹皮 13g　黄连 10g

口渴甚者，加石膏、寒水石；有精神症状者，加羚羊角、牛黄清心丸；发热者，加金银花 15g、连翘 15g。

（二）暴发型肝炎

1. 狂躁型

辨证要点：黄疸深，进展快，肝脏缩小，狂躁不安，夜寐谵语，高烧，手足掣动，循衣摸床，逐渐转入昏迷，舌红口干少津，脉弦数有力。

辨证：邪热入于营分，扰及神明。

治法：清心凉营，镇静解毒。

处方：茵陈 30g　黄连 10g　莲子心 10g　牡丹皮 13g
　　　生地黄 13g　金银花 15g　连翘 15g　大青叶 13g
　　　龙胆草 6g　蒲公英 15g　败酱草 15g　水牛角 20g
　　　车前子 20g　大黄 5g

昏迷者加局方至宝丹 2 粒，或安宫牛黄丸 2 粒。

2. 衰竭型

辨证要点：黄疸深色暗，精神恍惚，嗜睡，呼之能应，饮食纳呆，肝脏浊音界缩小，脉沉弦而细数，苔薄红少津。

辨证：邪实正虚，邪毒内陷，津枯液涸，导致昏迷。

治法：芳化醒神，培阴救液，透邪外出。

处方：人参10g　麦冬30g　生地黄13g　石菖蒲10g
　　　郁金10g　茵陈30g　莲子心10g　茅根20g
　　　玄参10g

可加苏合香丸2丸，或局方至宝丹2丸。

（三）慢性肝炎

慢性肝炎病程较长，缠绵难愈，其原因或由于治疗不当，或由于病愈后休息不好，再次感染，多次反复，心气耗伤，导致恢复较慢。

慢性肝炎分型比较复杂，因为大部分患者既有邪实又有正虚，治疗时也需邪正兼顾。由于这个原因，我治疗慢性肝炎采取分阶段的办法，即第一阶段以祛邪为主，第二阶段边祛邪边扶正，第三阶段以培补为主。

具体如何掌握何时转入下一阶段有以下几个标准：①以黄疸和消化道症状基本缓解为标准。②以黄疸消失、消化道症状缓解为标准。③培补元气待肝功能正常出院为止。

第一阶段包括湿热不清和气滞血瘀两型。第二阶段除上述两型外还有脾虚胃弱型。第三阶段包括气血两虚和肝肾阴虚两型。虽然如此划分，但实际应用时还应针对症状灵活掌握。

1. 第一阶段：湿热不清，气滞血瘀。

典型症状：热不清，黄疸鲜明较深，胃脘痞满，腹胀，大便不爽，小便赤，苔黄厚，脉弦数。

（1）湿热不清

症状：黄疸，中满，恶心，不思饮食，便溏不爽，苔白腻，脉弦濡。

治疗方剂：

①热不清

茵陈30g　栀子13g　黄柏10g　酒大黄5~10g　焦山楂3g　焦神曲3g　焦麦芽3g

②湿不清

茵陈30g　茯苓13g　苍术10g　白术10g　砂仁10g　枳壳10g　车前子20g

（2）气滞血瘀

症状：气滞——嗳气，胁间窜痛，腹胀，苔红，脉弦紧。

血瘀——面色晦暗，肝区痛，肝掌，蜘蛛痣，妇女经闭，舌绛红有瘀斑，脉弦紧涩。

治疗方剂：

①疏肝理气：柴胡10g　郁金10g　佛手13g　枳壳10g　瓜蒌20g　砂仁10g　降香5~10g

②活血化瘀：当归10g　赤芍10g　红花10g　桃仁10g　三棱10g　莪术10g　王不留行15g　丹参13g　延胡索10g

2. 第二阶段：侧重于理气活血，佐以清解余热。

（1）脾虚胃弱

①胃弱

典型症状：食欲不佳，嘈杂，泛酸，呃逆，舌淡，苔白厚腻，右关脉细。

治疗方剂：姜半夏10g　姜黄10g　生姜3片　大枣3枚

青皮 10g　陈皮 10g　枳壳 10g　砂仁 10g　茯苓 13g

②脾虚

典型症状：口淡乏味，腹胀，大便不调，泄泻，乏力嗜睡，不思饮水，下肢浮肿，舌淡，右关脉细数少力。

治疗方剂：炒白术 20g　薏苡仁 15g　党参 15g　茯苓 13g　干姜 3~5g　黄芪 20g　建曲 15g　升麻 3~5g

3. 第三阶段：补气养血，滋补肝肾。

针对气血虚和肝肾阴虚治以补气养血，滋补肝肾。

（1）气血虚的症状表现与治疗

①气血虚的症状表现

气虚的典型症状：面色苍白，畏寒，手足冷，短气，语音低微，自汗，乏力，不耐劳累，面部及四肢浮肿，舌淡，苔白滑而润，脉细数少力。

血虚的典型症状：面色萎黄，唇舌色淡，心悸，失眠，惊悸盗汗，腰膝酸软乏力，头晕，口干，舌淡，脉细数。

②治疗方剂

气虚的治疗：党参 15g，黄芪 20g，白术 15g，茯苓 13g，甘草 10g，浮小麦 15g，牡蛎 15g。

血虚的治疗：当归 10g，熟地黄 20g，茺蔚子 15g，何首乌 20g，阿胶 20g，白芍 15g，杜仲炭 10g。

（2）肝肾阴虚的症状表现与治疗

①肝肾阴虚的症状表现

肝阴虚的典型症状：口干苦，低烧，烦急，牙衄，失眠多梦，肝痛，惊悸，舌绛红，无苔少津，左关脉弦细数。

肾阴虚的典型症状：低烧，五心烦热，盗汗，腰痛，下肢无力，发热，耳鸣，梦遗，夜尿多，头晕目眩，健忘，舌红少津，两手尺脉细数。

②治疗方剂

肝阴虚的治疗：当归 13g，白芍 15g，生地黄 13g，熟地黄 13g，茺蔚子 15g，麦冬 20g，何首乌 20g，紫河车 10g。

肾阴虚的治疗：生地黄 13g，黄精 13g，女贞子 13g，枸杞子 15g，续断 15g，天冬 10g，麦冬 10g，菟丝子 10g，鳖甲 13g，地骨皮 13g，银柴胡 10g。

在扶正阶段男患者以滋肾为主，女患者以养血调经为主。兼具两型的，针对病情对症处理，从方剂中选用药物、剂量亦依据病情适当掌握。

（四）肝硬化

肝硬化在中医学中称为鼓胀，包括水臌、气臌、血臌。但气、血、水三者互相牵连为患，仅有主次之分，而非单独为病，其病因病机最主要者有以下两种情况。

1. 情志郁结，气失调畅。肝为藏血之脏，性喜疏泄，如失条达，气机不利则血行不畅，致肝之脉络为瘀血所郁积，影响肝脏正常生理运行，直接致脾胃受克，致水湿停留，出现鼓胀。

2. 黄疸积聚日久，湿热伤脾，中气损耗，斡旋无力，致气血凝滞，脉络瘀阻，渐成鼓胀。

治疗方法以利水理气达到消胀之目的。在早期邪实正不虚时，需争取时间祛邪，晚期邪实正虚则当攻补兼施，最好中西药配合治疗，西药利尿见效快，用西药排水，中药以养阴益肾，调理肾脏防止出现电解质紊乱。下面介绍几种常用的有效方剂。

1. 利水消胀方——早期邪实轻型

组成：茯苓皮 30g　白术 15g　猪苓 15g　泽泻 10g
　　　车前子 30g　抽葫芦 30g　赤小豆 15g　商陆 10g
　　　木香 10g　桂枝 6g　石韦 13g　王不留行 15g

2. 攻补兼施方——晚期重型

大便燥结者，可加牵牛子 15～20g。

（1）扶脾利水方

组成：党参 15g　黄芪 20g　白术 15g　茯苓皮 30g
　　　木香 10g　猪苓 15g　生姜 3 片　附子 3～6g
　　　商陆 10g　大枣 3 枚　大腹皮 13g

（2）滋肾利水方

组成：生地黄 15g　牡丹皮 13g　泽泻 13g　茯苓皮 30g
　　　麦冬 30g　车前子 30g　商陆 10g　椒目 10g
　　　桂皮 6g　炮附子 3～6g

（3）益肾滋阴增强方（配合西药治疗）

组成：生地黄 15g　女贞子 15g　山药 15g　牡丹皮 13g
　　　茯苓 20g　麦冬 30g　菟丝子 13g　泽泻 13g
　　　黄精 15g　白芍 20g　附子 3～5g　桂皮 6g
　　　牛膝 13g　党参 15g　黄芪 12g

（4）活血软坚方

症见面色黧黑，腹胀积水，肝剧痛，牙龈出血，肝大质硬，苔有瘀斑。

组成：当归 10g　生地黄 15g　鳖甲 15g　莪术 10g
　　　三棱 10g　王不留行 15g　丹参 13g　鸡血藤 15g

六
中西医结合工作中的几点体会

1. 中西医结合最重要的是互相沟通，统一认识，经过讨论制定互相协作分工的具体治疗方案，这样做可以避免药物重叠或干扰。中西医步调一致，既便于治疗也便于总结经验。比如腹水患者，西药利水效果好，就用西药利水，中药配合治疗以养阴滋肾为主，这样可以防止久服利尿剂出现电解质紊乱或肝肾综合征之弊。

2. 中医诊断方法多靠四诊辨证，现在有许多科学仪器和检查化验方法对了解病情即全面又准确，这为中医辨证提供了可靠的依据。中西医尽管理论体系不同，但目的是一致的，从不同角度观察分析病情，西医辨病，中医辨证，西医考虑局部病灶的变化，中医考虑患者整体的虚实，并不矛盾，如能密切配合，互相提供线索，讨论研究，不断总结经验，一点一滴的探讨有效的治疗方法和失败教训，对临床提高疗效是有好处的。我在实践中有几例重危患者，经过中西医合作，共同努力，使患者转危为安，我对此感受是很深的。

3. 对于促进肝功能恢复问题，我从多年实践中体会到酶高不降的原因在于病邪没有肃清，大部分患者存在不同程度的邪实症状，如脘闷、腹胀、胁痛、食欲不振等，其原因在于正虚，机体气血津液损耗未复，因此在治疗时，仍宜本着先祛邪后扶正的原则，先将病邪彻底肃清，再治以滋补扶正。如果过早的使用补剂会妨碍肝气之疏泄和胃肠湿热的清解，反而会使病邪留恋难解。个别体虚患者可以酌情佐以补剂。

4. 治疗慢性肝炎由于病程长、症状多、缠绵难愈，患者情绪不好，悲观失望，严重影响肝气的调达，在治疗期间必须耐心、细致地做患者的思想工作，交代病情，厘清治疗计划，要求患者宽心静养，将饮食、起居安排好，清除急躁、恐惧和忧虑的情绪，树立起顽强的与疾病做斗争的信心，积极配合治疗。

在治疗步骤上，一般先从疏导气机、活血通络、清解湿热入手，不要忙于补益，更不要片面地注重降化验指标，一定要做全面分析，根据客观情况，有计划有步骤地进行治疗。还要注意观察邪与正的消长变化，随时调整治疗方剂和药品剂量。

5. 急性肝炎高黄，无需迅速消退，以保护肝脏组织少受侵害。中医退黄的法则以清解湿热为主，宽中疏导，通调二便，使邪毒排解黄疸消退。热偏盛者邪在中焦，用清凉解毒之剂即可祛邪排出，湿偏盛者病邪弥漫三焦，病情比较复杂，必须从芳化宣透、宽中解郁、清利淡渗三方面疏导，才能达到分解消散的目的。预后期残留少量黄染时，消退缓慢，此时邪退正虚不过用苦寒克伐性药物，以免损伤脾胃正气，可在扶脾健胃方剂中加入利胆活血之药，如金钱草，丹参等以使疏通胆道，消退余黄。

6. 中医古训"辨证求因，审因论治"，即指出从众多的症候群中，寻找致病的因素，再从原因中确定治疗的办法，所谓治病必求其本，这正是尊重客观实际的科学态度。从发病根源去医治，才能治疗彻底。如急性肝炎的发热、发黄、呕吐等，慢性肝炎的面容憔悴晦暗、浮肿、乏力、腹水等都需要从产生这些症状的原因谋求解决方法，不能立足于缓解症状。不过有时由于症状紧急，严重影响患者的食欲和休息时，也需予以照顾，所谓"急则治标，缓则治本"即是此意。我在临床治疗时既是本着这个原则执行的。

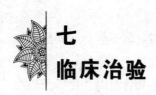

七
临床治验

（一）急性高黄案例

例1

李某，女，35岁，化验员，病历号：68508，住院时间：1975年11月2日。

患者1975年9月20日发热，伴恶心，纳差，乏力，按感冒治疗无效。6天后发现眼黄，尿黄，查肝功能异常，诊断为急性黄疸型肝炎在山西住院治疗。经过一段时间的治疗，患者病情未见好转，黄疸加重，肝脏进行性肿大，转来我院。

分析：患者全身明显黄染，肝肋下8.5cm、剑下10cm，中等硬度，脾未触及。查肝功能Bil 33mg%，TTT 9U，GPT 628U，HAA（＋），凝血酶原活动度86%，BP 110/70mmHg，腹水征（－），下肢可凹性水肿（－）。初步印象，重症黄疸待查。

11月3日一诊 黄染深，面色欠鲜明，发热38.3℃，舌淡红，苔白腻，脉弦细数。

辨证：湿热不清，脾虚胃弱。

治法：清热利湿，解毒退黄。

处方：白花蛇舌草 10g　金钱草 30g　贯众 15g

夏枯草 15g　车前草 10g　柳树叶 60g

败酱草 15g　银树叶 10g　水牛角 15g

大黄 6g　王不留行 13g　茜草 15g　党参 10g

服药后，患者感觉胃脘不适，加给吴茱萸 10g、生姜 2 片。胃痛即解。

11 月 10 日二诊　患者服上方 1 周，黄疸已见消退，Bil 由 33mg% 降至 19.5mg%，胃脘痛，恶心，大便量多，腹部仍胀，舌质仍淡，脉细，面色萎黄无华。继续清化湿热，温胃和中。

处方：白花蛇舌草 30g　金钱草 30g　王不留行 15g

夏枯草 15g　车前草 15g　贯众 15g

柳树叶 30g　败酱草 15g　水牛角 15g

肉桂 1g　附子 3g　党参 13g　云茯苓 13g

11 月 17 日三诊　患者黄疸已退至 9.8mg%，体温亦趋正常，查 Hb 5.5，胃痛呕恶已止，食欲欠振，消瘦，脉细数，舌质淡，苔薄腻。

辨证：湿热渐化，脾虚胃弱，肝血不足。

治法：健脾利湿，养血和肝。

处方：白花蛇舌草 20g　金钱草 20g　王不留行 15g

车前草 30g　茜草 15g　柳树叶 20g　黄芪 30g

人参 10g　白术 13g　陈皮 10g　当归 10g

肉桂 1g

12 月 1 日四诊　黄疸继续消退至 3.1mg%，GPT 582U，精神食欲均有好转，午后低热 37.3℃，出汗多，滋阴退黄药物减量，增强补气养血敛阴止汗之味。

处方：人参 10g　黄芪 20g　白术 15g　茯苓 19g

当归 10g　白芍 15g　麦冬 20g　生地黄 15g

熟地黄 15g　地骨皮 13g　银柴胡 10g

金钱草 20g　柳树叶 15g

1976 年 1 月 14 日五诊　黄疸消至微量，每日进食 6 两，仍有少量汗出，夜眠多梦，不愿盖被，口干苦脉细数，舌质仍淡。

辨证：邪退正虚，阴阳失调。

治法：养血滋阴，补气安神。

处方：当归 10g　白芍 15g　生地黄 15g　熟地黄 15g

党参 10g　黄芪 15g　白术 10g　茯苓 13g

何首乌 30g　陈皮 10g　薏苡仁 15g　马鞭草 10g

铁树叶 10g　甘草 10g

1 月 28 日六诊　症情逐渐好转，食量增加至每日 7 两，腹部不胀，大便成形，肝脾未及，压叩痛不明显。血常规检查示 Hb 12g，PC 135/mm^3。肝功能检查示 GPT 296U，TTT 16U，Bil 微量。舌质转红，双脉细数，两下肢不浮肿。暂停中药改用乌鸡白凤丸与人参归脾丸日服各 4 丸，早、晚分服。

至 3 月下旬复查肝功能：Bil 微量，GPT 154U，TTT 10U，达到出院标准，回家继续休养。

【按语】本例特点是正虚邪实，病情重，退黄保护肝脏不容延后，一诊处方避免用苦寒药，看重从利胆解毒活血来退黄，服食 1 剂后感觉胃腹不适，急加温中之吴茱萸以解寒凉，黄疸迅速消退，黄退后即转入扶正，以健脾养血为主。由于处理及时，患者迅速康复。

复诊时诊断正虚在于面色黄不鲜明，舌质淡红，脉细数，查血色素仅5.5g。治疗自始至终未用苦寒药，相反，加用肉桂、附子、生姜等，使33g高黄在1个月中退至3.1g。不过本例与寒湿困脾型肝炎还有差别，寒湿困脾型患者不一定正虚，本例系属失治，拖延日久，正气损伤邪毒炽盛所致。

肝大10cm是少见的，用马鞭草、铁树叶加活血剂，对消除肝大有效，但本例血色素低，在用药时必须同时加给补气养血之品以确保安全。

例2

邢某，男，33岁，医生，门诊号：77448，入院时间：1979年10月4日。

患者1971年始发现眼黄、尿黄，在某医院诊为病毒性肝炎，住院治疗。后于1979年又感乏力GPT 200U以上。1979年GPT 400U以上，TTT 12U，Bil 3.5mg%，继而出现消化道症状转来我院。

查体：T 36℃，P 72次/分，R 18次/分，BP 120/90mmHg。

神清，精神弱，皮肤、巩膜轻度黄染，无肝掌、蜘蛛痣及出血点，浅表淋巴结不大，心肺（－），腹平软，肝上界在锁骨中线第6肋间，肝肋下2cm，剑下3cm，质中，脾未及，下肢无浮肿。住院后第1次查肝功能Bil 5mg%，TTT 11U，GPT 616U。

初步诊断：慢性迁延型肝炎（黄疸型）；病毒性肝炎HBsAg（＋）；十二指肠球部溃疡。

住院后经主管医师给常规退黄中药方剂，以苦寒清热为主，未能控制病情，20 天后黄疸持续加深，Bil 由 5mg% 升至 20.8mg%，同时症状增多，邀中医会诊。

10 月 23 日一诊 黄疸深，食欲不振，不思饮水，脘满堵闷，倦怠乏力，稍微恶心但未吐，舌质红，苔白腻，脉弦濡。细问病史，素有十二指肠溃疡病史，平素喜食荤食。

辨证：水谷停积，中焦失运，肝胃不和。

治法：疏肝和胃，宽中化湿。

处方：茵陈 30g　郁金 10g　金钱草 15g　藿香 15g

　　　佩兰 15g　茯苓 13g　吴茱萸 6g　黄连 6g

　　　青皮 10g　陈皮 10g　枳壳 10g　茜草 10g

　　　车前子 20g　肉桂 1g

10 月 29 日二诊 黄疸已见消退，Bil 由 20.8mg% 降至 12.3mg%，自感脘胀堵减轻，食量增加。舌苔净，脉弦细。湿邪渐化，在上方基础上加健脾调胃之品。

处方：茵陈 30g　姜黄 10g　金钱草 15g　茯苓 13g

　　　厚朴 10g　红茜草 10g　车前子 20g　滑石 15g

　　　姜半夏 10g　焦薏苡仁 15g　瓜蒌 20g　枳实 10g

11 月 5 日三诊 黄疸已见大幅消退，想饮水，由于素有溃疡病，胃肠运化力弱，食后感胃部隐痛，大便不成形，舌质淡红，苔薄腻。

辨证：脾虚胃弱，消化迟缓。

治法：健脾调胃，宽中消化。

处方：茵陈 30g　姜黄 10g　焦薏苡仁 15g　茯苓 13g

　　　陈皮 10g　桂枝 6g　炒稻芽 15g　姜半夏 10g

白芍 15g　甘草 10g　生姜 3 片　大枣 3 枚

白术 10g

此方服后查 Bil 5.5mg%，GPT 186U，TTT 15U。

12 月 10 日四诊　胃纳佳，无胀满疼痛，二便正常，体力亦见恢复，夜眠尚差，时感头昏，舌红，舌苔净，脉细数。

辨证：脾气胃阴不足，心血耗损。

治法：扶脾滋阴，养血安神。

处方：党参 15g　白术 10g　茯苓 13g　山药 20g

姜半夏 10g　陈皮 10g　玉竹 15g　白芍 15g

桂枝 5g　当归 10g　熟地黄 13g　益母草 13g

大枣 3 枚　首乌藤 30g　酸枣仁 10g

此方服 10 剂后查肝功能 Bil 微量，GPT 52U，TTT 8U 出院。

【按语】中医学认为，黄疸的发生是由于湿热蓄积、排解不畅所致，在辨证上要分清热与湿孰偏盛，采取相应的措施，才能起效。

热偏盛还要分清气分热与血分热，湿偏盛要分清外湿和内湿。气分热临床表现为口渴、发热、思凉饮、脘腹胀满、大便秘结、舌苔黄厚粗糙、右关脉弦实等。血分热表现为烦急，鼻衄，面赤，小便短赤，舌质红，少苔，脉弦数等。外湿由于外感雾露水淋，久居湿地，表现症状为恶寒发热，头眩，恶心，脉伏细，苔白而滑腻。内湿属肝郁脾虚，气机不畅或食积消化不良，以及过食生冷肥腻等，表现症状如胸膈痞闷、呕恶、胀满、食欲不振、不思饮食、倦怠、头晕乏力、脉濡、苔白腻等。

治疗气分热宜通降清解胃热，血分热宜凉血清肝热，外湿宜芳化开窍宣透使湿邪外出，内湿宜疏肝解郁、调理气机、宽中消导。

代表方剂：气分热用茵陈蒿汤和白虎汤，血分热用犀角地黄汤，外湿用藿香正气散、五苓散，内湿用胃苓汤和保和丸等。

本例属内湿因素有溃疡病，脾虚胃弱，正虚邪实，开始用苦寒退黄法不合病机，便改用辛开苦降之法，使湿邪得解，黄疸消退，之后继予温胃和中以治宿疾，取得比较满意的效果。

例3

谭某，男，48岁，干部，病历号：80590，入院时间：1980年11月13日。

主诉：食欲不振、恶心、尿黄4天。

现病史：从1980年11月10日开始，食欲不振，恶心，乏力，尿黄，腹胀，厌油。去医院检查尿三胆（＋），诊为病毒性肝炎住院治疗。

体检：T 36℃，P 72次/分，R 18次/分，BP 130/80mmHg。巩膜微黄，皮肤黄染不明显，未见蜘蛛痣及出血点，浅在淋巴结不肿大，腹软，腹水征（－），肝肋下未及，剑下2.5cm，脾未触及，胆囊未触及，下肢无浮肿。肝功能检查示Bil 2.7mg%，GPT 772U，TTT 6U。

初步诊断：急性黄疸型肝炎。

11月18日一诊 胸满腹胀，恶心厌油，食欲不振，苔白腻，不思饮水，脉濡细。

辨证：脾虚水谷停积，中焦失运。

治法：芳香化湿，宽中消导。

处方：茵陈 30g　郁金 10g　茯苓 13g　白术 10g

　　　藿香 10g　佩兰 10g　枳壳 10g　大腹皮 10g

　　　陈皮 10g　清半夏 10g　车前子 20g（包）

　　　焦山楂 30g　焦神曲 30g　焦麦芽 30g　砂仁 10g

　　　滑石 15g

11 月 29 日二诊　黄疸已退，胃纳转佳，舌净，眠差，肝区偶痛，脉弦细。肝功能检查示 Bil 微量，GPT 322U，TTT 7U。

辨证：湿邪已化，脾虚胃弱欠复。

治法：健脾调胃，养血安神。

处方：茯苓 13g　白术 10g　党参 10g　陈皮 10g

　　　焦薏苡仁 15g　当归 10g　白芍 15g　丹参 15g

　　　蒲公英 15g　何首乌 30g　车前子 20g（包）

12 月 19 日三诊　无主诉，眠食正常，双脉细数，平素体弱。继续补气养血，健脾调胃。

处方：党参 13g　白术 10g　茯苓 13g　当归 10g

　　　白芍 15g　丹参 13g　陈皮 10g　女贞子 10g

　　　川楝子 13g　何首乌 30g　神曲 13g

【按语】本例是急性肝炎湿象偏盛，症状突出表现为胸满、腹胀、食欲不振、恶心、不思饮水，舌苔白腻，脉濡细。用药切不可用苦寒通降之品，应以芳香温燥之品为宜，设法使邪毒从小便排出。因此，需在处方中加入郁金、柴胡等疏肝解郁之品，共同扶脾健运，使脾胃运化功能早日恢复。

例4

江某，女，27岁，未婚，教师，病历号：65798。

1周来疲乏，3天来恶心、眼黄。

患者于1周前开始疲乏无力，伴食欲不振恶心，有时上腹部疼痛，与饮食无关。无呕吐厌油，食量下降。近3天来除以上症状加重外，发现尿黄如浓茶色，同时发现眼黄。查尿三胆均阳性，故以肝炎转来我院。

患者于半年前感右上浸润型肺结核，曾打链霉素90支，每日服异烟肼600mg，PAS 9g。昨日发现眼黄而停用。胸透示右上肺病灶已硬结。平时胃疼，肝炎病史（－），肝炎接触史（－）。

查体：神清，营养发育中等，巩膜皮肤中度黄染。皮疹及出血点（－），周身浅在淋巴结无肿大。双肺呼吸音清晰，心音规律有力，心率92次/分，肺肝界第五肋间，腹平坦柔软。肝大，剑下3cm，肋下2cm，质软；触痛（＋），病理反射（－），生理反射可引出。

印象：①急性传染性肝炎（黄疸型）；②药物性肝炎待除外；③肺结核（硬结期）。

住院3天由于病情进展，黄疸增深（Bil由13.4升至21.8mg%），肝脏缩小（肝肋下未及，剑下2cm），且出现多语和计算力迟钝等征象，乃改按重症肝炎处理。

本例开始时中医未参加治疗，入院17天后由于黄疸消退不满意，而邀中医会诊。

一诊 黄疸深，脘腹胀满，大便秘结，不思饮食，舌苔干厚，舌质淡红，脉象弦细。

辨证：肠间积滞，利湿退黄。

治法：清热导滞，利湿退黄。

处方：茵陈45g　龙胆草10g　郁金15g　酒大黄3g

　　　元明粉3g（冲）　火麻仁10g　生地黄10g

　　　玄参6g　沙参15g　金钱草30g　败酱草15g

　　　郁李仁10g

服药3剂后查Bil 17mg%，GPT 285U。

二诊　黄疸未再加深，大便降下停滞甚多，腑气已通，精神及食欲均有好转，仍体弱乏力，夜眠多汗，苔转薄，脉细数。

辨证：湿热渐清，气阴两虚。

治法：清热利湿，补气益阴。

处方：茵陈30g　郁金13g　蚤休13g　沙参15g

　　　白芍15g　山茱萸10g　麦冬15g　泽泻10g

　　　金钱草15g　生龙骨13g　生牡蛎13g

　　　肉苁蓉10g

服药5剂后查Bil 13.8mg%，GPT 144U。

三诊　黄疸已见明显消退，仍心慌，气短，自汗，畏寒，舌淡，脉细数少力。

辨证：邪退正虚，气阴两伤。

治法：补益心阳，敛阴止汗。

处方：黄芪20g　党参13g　五味子15g　麦冬20g

　　　白芍15g　山茱萸10g　龙眼肉15g　生龙骨15g

　　　生牡蛎15g　甘草10g　桂枝3g

服药5剂后查Bil 8.2mg%，GPT 186U。

四诊 出汗减少，仍感心悸，不耐劳累，舌转红少津，脉细无力。

辨证：气阴两伤，卫气不固。

治法：补气益阴，固摄止汗。

处方：沙参 30g　麦冬 30g　五味子 20g　生牡蛎 15g

　　　浮小麦 15g　白芍 20g　炙甘草 10g　远志 13g

　　　生地黄 10g　西洋参 10g（先煎）

服药 14 剂后查 Bil 4.1mg%，GPT 138U。

五诊 黄疸基本消退，自汗已止，夜晚失眠，有时仍感惊悸。

辨证：肝血不足，心肾不交。

治法：补益气血，交通心肾。

处方：当归 10g　白芍 20g　党参 15g　炙甘草 10g

　　　白术 13g　茯苓 13g　生地黄 15g　熟地黄 15g

　　　麦冬 20g　远志 10g　续断 15g　桑寄生 15g

　　　菟丝子 10g　酸枣仁 10g　何首乌 30g

　　　浮小麦 20g

服药后查 Bil 1.95mg%，GPT 132U。

六诊 病情平稳，睡眠佳，无盗汗，体力在恢复之中。

辨证：正气未复，阴血不足。

治法：补气养血，滋阴平肝。

处方：白芍 12g　当归 9g　麦冬 15g　沙参 15g

　　　首乌藤 30g　山药 15g　生地黄 12g　续断 12g

　　　桑寄生 15g　地骨皮 15g　白及 9g　淡苁蓉 9g

服药后查 Bil 微量，GPT 36U。

【按语】本例既有邪实的表现，又兼见正虚的证候。中医根据其中满、苔厚、腹胀、便秘诊断为湿热中阻，腑气不通。在通降剂中清热利湿与通便润燥同用，之后又以益气健脾之品扶助正气，使肠间腐滞顺利排出，湿热毒邪迅速消退。此时正虚证候上升为主要矛盾，患者是使用西药激素患者，在后期激素开始减量，为了配合西药防止激素减量时出现反跳，中药以补气益阴、敛汗固摄为主，最后以养血平肝收功，肝血得润，肝胃升降气机调顺而痊愈出院。

例5

江某，女，27岁，工人，病历号：61615。

住院6天前发热，体温达38℃左右，食欲下降。住院3天前退烧，出现恶心，呕吐，乏力，头晕，同时发现眼黄，去朝阳医院查肝功能异常，特转我院。

体检：巩膜、皮肤轻度黄染，腹平软，肝剑下2.5cm，肋下1cm，质软，脾未及。

诊为急性黄疸型肝炎。

住院次日查肝功能，Bil 11.8mg%，GPT 644U，TTT 15U。2年前做过剖宫产，Hb 11.6g。

住院后用保肝西药治疗，黄疸持续上升。10天后Bil达到23.2mg%，开始加服中药治疗。

一诊 黄疸深，面部色泽不鲜，不思饮水，舌色淡，苔白腻，脉细数。

辨证：寒湿困脾，中焦失运。

治法：温脾化湿，宽中理气。

处方：苍术 10g　白术 10g　法半夏 10g　薏苡仁 15g

　　　　茯苓 13g　党参 10g　猪苓 13g　厚朴 10g

　　　　木香 4g　砂仁 6g　茵陈 30g　泽泻 10g

　　　　肉桂 1g　炮附子 3g　沉香石 2g（分冲）

服药 7 剂。

二诊　黄疸有消退趋势，食欲精神好，舌质尚淡，脉稍有弦象。原方加陈皮 10g，继进 7 剂。

三诊　黄疸大幅下降，肝功能有改善，胆红素 9.3mg%，转氨酶 318U；舌质转红，食欲有增加，月经逾期未至，肝区疼痛。在原治法基础上加用活血化瘀之品。

处方：茵陈 30g　白术 13g　茯苓 13g　党参 10g

　　　　肉桂 1g　炮附子 3g　益母草 13g　泽兰 13g

　　　　红花 10g　丹参 13g

服药 10 剂。

四诊　黄疸已基本消退，精神食欲好，月经来潮，肝区痛减，仍感体力弱，四肢发凉，不耐劳累。Bil 1.8mg%，GPT 114U，TTT 6U。

辨证：病后元气未复，肝血不足。

治法：补气养血，温脾健运。

处方：党参 15g　白术 13g　茯苓 13g　当归 10g

　　　　生地黄 13g　熟地黄 13g　白芍 15g　玉竹 15g

　　　　何首乌 20g　桂枝 5g　炮附子 3g

上方服完 10 剂后复查肝功能：已达出院标准。

【按语】本例从一诊临床检查的记录即可看出，寒湿困脾型指征具备，辨证明确，服药后效果明显，不过在临症时必须舌质淡、不思饮食、脉细3个指征具备才可，缺一不可，如果把握不大，可先以化湿扶脾利水方剂试用，少量加入桂枝，以五苓散或平胃散加减，较为安全。

方剂中附子、肉桂二药性辛温，有毒，用时需谨慎。在服药期间舌质转红、脉象有弦象时，即当减量或停用。附子应注明先煎20分钟，再下群药，可以减少其毒性，以保安全。

例6

李某，女，28岁，工人，病历号：58218，入院时间：1972年12月11日。

主诉：因食欲不振，浮肿，尿黄2个月余而入院。

现病史：于9月17日顺产一婴，产后出血不多，但食欲下降，有时恶心，颜面及双手经常浮肿，尿黄如浓茶。在附近医院查肝功能，Bil 2.4mg%，GPT 574U，TTT 22U，诊为肝炎转来我院。

体检：皮肤、巩膜轻至中度黄染，颜面浮肿可疑，腹平软，肺肝界在第五肋间，肝在肋下1.5cm，剑下3cm，质中，压痛、叩击痛（±），脾未及，无腹水征，舌质淡，苔白，左手脉细。

初步诊断：急性传染性肝炎（黄疸型）。

患者入院后按一般急性肝炎处理，后加用常规退黄中药方剂，均未能控制病情，黄疸迅速升高，肝功能损害亦重，乃自1973年1月3日起邀中医会诊。

1973年1月3日一诊 产后3个月余，发病已将3个月，胃纳勉强，厌油，不思饮水，精神弱，思睡眠，大便不爽有下坠感、黄色鲜明，舌质淡，脉弦细。

辨证：邪实正虚，湿象偏盛。

治法：淡渗化湿，补气养血。

处方：茵陈30g　郁金10g　茯苓13g　白术13g

姜半夏10g　猪苓13g　泽泻10g　金钱草15g

当归10g　党参13g　益母草13g

车前子（包）20g

肝功能检查 BIL 19U，GPT 318U，TTT 16U。

1月15日二诊 服上方后黄疸不减退，持续上升，湿象盛，不思饮，胸闷倦怠。复查肝功能，转氨酶见下降，黄疸上升，Bil 22.2mg%，GPT 156U，TTT 15U。舌淡，苔厚腻，脉沉弦而细。细致分析病情，患者产后脾虚，3个月来食欲不振，营养缺乏，阳气不能升宣，致水湿不运，服用芳化渗湿之剂未能消退黄疸。由于药力弱不能打开湿困的局面，今改用温阳化湿法大力扶脾利水，消退黄疸。

处方：姜半夏10g　茯苓15g　炮附子5g　桂枝6g

白术15g　茵陈30g　干姜3g　甘草3g

泽泻13g　猪苓13g　车前子20g

1月24日三诊 黄疸已见明显消退，食欲仍差，恶心，连日来有低烧，脉沉弦，苔白腻，舌淡。继服原方将茵陈增大剂量至45mg%，争取尽快退黄，以早日转入扶正，保护机体气血津液。查肝功能 Bil 14.2mg%，GPT 114U，TTT 14U。

处方：姜半夏10g　茯苓13g　炮附子1.5g　桂枝5g

白术15g　茵陈45g　干姜3g　甘草3g

泽泻13g　猪苓13g

1月30日四诊　黄疸见大幅消退，腹胀，据查有可疑腹水。查血色素 9.4g，白细胞 3200/mm^3，A/G 3.0/3.4g，Bil 9.7mg%，GPT 144U，TTT 17U。血象偏低与产后有密切关系。目前黄疸在继续消退，湿邪已化，在处方中加入补气养荣之味，以补机体之不足。望诊面色尚可，有浮肿，舌仍淡，脉沉细。

处方：半夏 10g　　茯苓 13g　　当归 10g　　郁金 10g

　　　桂枝 6g　　　白术 15g　　党参 13g　　黄芪 20g

　　　茵陈 30g　　泽泻 10g　　熟地黄 25g　　大枣 3 枚

3月1日五诊　服上方后一般情况好，面部浮肿减轻，色泽转佳。不觉头晕，舌质尚浅，脉细数。复查肝功能和血常规均有好转。Bil 3.1mg%，GPT 108U，TTT 16U，Hb 11g，RBC 345 × 10^3/mm^3，A/G 3.0/2.85。治疗方案不变，原方增大剂量。

处方：当归 13g　　白芍 20g　　熟地黄 20g　　阿胶 20g

　　　黄芪 30g　　党参 15g　　白术 15g　　桂枝 5g

　　　茯苓 15g　　丹参 13g　　泽泻 10g　　大枣 3 枚

　　　茵陈 30g

3月29日六诊　一般情况好，气血渐复，浮肿已消，舌质转红，脉亦较前有力。继续补气养血扶脾健运。查肝功能 Bil 1.8mg%，GPT 90U，TTT 16U。

处方：当归 13g　　白芍 20g　　熟地黄 30g　　阿胶 20g

　　　黄芪 30g　　党参 15g　　白术 15g　　茯苓 15g

　　　何首乌 30g　　续断 15g　　桑寄生 15g　　女贞子 13g

　　　枸杞子 13g　　火麻仁 10g

5月19日七诊 残黄已退,体力亦见恢复,舌质红,苔薄白,双手脉细数,不耐劳累,夜眠多梦。此为病后气血不足之故。查肝功能已达出院标准(Bil 微量,GPT 132U,TTT 10U),拟调补方回家继续服用。

处方:当归13g　白芍15g　党参15g　生地黄15g

　　　熟地黄15g　黄芪20g　阿胶20g　白术13g

　　　茯苓13g　何首乌20g　续断20g　枸杞子13g

　　　菟丝子10g

【按语】本例特点是突发血亏兼脾虚湿困,初起用健脾渗湿方剂未能控制病情,黄疸继续上升,后改用温阳法,黄疸始逐渐消退,后期对患者大力补气养血、培补元气,经过4个月的治疗痊愈出院。

治疗突发患者要注意补养气血津液,还要注意清除败血积留,如有腹痛即可能是有败血不清之故。本例疼痛症状需与活血化瘀之品,贫血、浮肿皆气血虚亏之象,故在黄疸消退一半时即加入补气养血之剂。在运用补药时,要注意阴阳平衡,保持脾胃运化功能正常,促使患者食欲增加,消化吸收好,以便体力早日恢复。

例7

么某,女,工人,26岁,病历号:76597,入院时间:1979年5月23日。

主诉:尿黄13天,纳差、眼黄10天。

现病史:于13天前发现尿黄,3天后纳差、乏力、恶心呕吐、厌油,小便逐渐加深,皮肤瘙痒同时发现眼黄。急赴医院检查，因肝功能异常特来我院。

查体：T 36℃，P 84 次/分，R 18 次/分，BP 100/70mmHg，精神可，巩膜、皮肤轻度黄染，未见出血点及蜘蛛痣。腹平软无压痛，肝上界第五肋间，肋下未及，剑下 3cm，质软，有压痛，脾未及，下肢无浮肿。

初步诊断：急性病毒性肝炎（黄疸型）。

入院后检查肝功能，Bil 7.2mg%，GPT 696U，TTT 4U，1周后症情加重，黄疸增深，Bil 升至 13.6mg%，请中医会诊。

5 月 30 日一诊　黄疸深，色枯萎不鲜明，乏力，恶心，不思饮水，胃脘堵塞，食欲不振，舌质淡，脉细数少力。

辨证：寒湿困脾，中阳失运。

治法：温阳芳化，健脾利湿。

处方：茵陈30g　郁金10g　茯苓13g　白术10g
　　　桂枝6g　炮附子3g　泽泻10g　车前子20g（包）
　　　鲜藿香20g　鲜佩兰20g　猪苓13g

6 月 5 日二诊　服上方后，患者感觉胃脘舒畅，恶心堵闷缓解，有饥饿感，欲饮水，黄疸虽未明显消退，但未增深，大便每日 1 次，小便增多、色黄，舌质转红，脉仍细数无力。因舌质转红，将附子量减小，原方继进。肝功能 Bil 14.2mg%，GPT 746U，TTT 5U。

处方：茵陈30g　郁金10g　金钱草15g　茯苓13g
　　　白术15g　泽泻10g　桂枝6g　茜草10g
　　　车前子30g（包）　炮附子2g　鲜藿香20g
　　　鲜佩兰15g

6 月 18 日三诊　黄疸明显消退，食欲尚可，面色转红润，夜晚失眠。例假届期未来潮。据述过去例假量多，常感心悸气短头晕等。两手脉尚细，舌质转红，邪退正虚，适当加入补益心脾之剂。肝功能：Bil 2.5mg%，GPT 322U，TTT 4U，Hb 11g，血小板 PLT 18 万。

处方：茵陈 30g　金钱草 15g　当归 10g　熟地黄 20g
　　　　黄芪 20g　党参 13g　益母草 15g　丹参 13g
　　　　何首乌 20g　白术 13g　茯苓 13g

7 月 2 日四诊　黄疸基本消退，精神、食欲好，二便正常，睡眠好，例假已来潮，量不太多，脉较前有力，舌质淡红，苔净，稍有齿痕。

辨证：邪退正虚未复，气血不足心脾亏虚。

治法：补气养血，扶脾安神。

处方：当归 13g　白芍 15g　生地黄 15g　熟地黄 15g
　　　　党参 13g　黄芪 20g　白术 15g　茺蔚子 13g
　　　　茯苓 13g　何首乌 20g　炙甘草 10g　枸杞子 13g
　　　　续断 15g

查肝功能：Bil 1.0mg%，GPT 115U，TTT 4U。

【按语】本例为寒湿困脾型肝炎，虽黄疸迅速上升，但无热象，具备舌质淡、不思饮食、脉细三个指征，便采用温阳法治疗，消化道症状缓解，黄疸逐渐消退。运用此法时，要密切观察舌质与脉搏的变化，一旦舌质转红，脉有弦象，即须将温热剂减量或停用，因为寒湿化开，机体内部郁热即将涌出，再用热药就有影响。

寒湿困脾型与湿偏盛型肝炎容易混淆，两者最大的区别在舌质前转淡，而后转红，脉象前转伏细，而后转濡细。

本例黄疸消退便出现心慌气短失眠等虚象，说明患者平素体弱。寒湿困脾滋生的病因有的是由于患者过食寒凉食品引起，有的是素体阳气不足失于温化引起。本病例发病急骤，黄疸上升快，很容易视为热证，必须仔细审查方不错误。

例8

邢某，男，45岁，工人，病历号：72359，入院时间：1977年5月25日。

主诉：尿黄，纳差10天。

现病史：1977年5月15日突然全身起荨麻疹，3天后疹退，食欲不振，上腹不适，尿黄，查尿三胆（+），诊为急性肝炎转来我院。

查体：巩膜、皮肤明显黄染，腹软，肝剑下4.5cm，肋下3cm，脾未及。查肝功能：Bil 11mg%，GPT 696U，TTT 12U。

诊断：急性黄疸型肝炎。

5月26日一诊 黄疸深，色鲜明，脘腹胀满不思饮食，大便燥结，数日未行，小便赤短，舌质红，苔黄厚，两手脉弦实。

辨证：湿热郁结，中焦痞满。

治法：清化湿热，宽中消导。

处方：茵陈30g　栀子10g　黄芩10g　大黄6g
　　　　黄柏10g　车前子20g　枳实10g　泽泻10g
　　　　茜草10g　大青叶10g　败酱草15g

6月13日二诊 黄疸已大部分消退，脘腹不胀，食量增加，二便基本正常，感觉口干，乏力，睡眠欠佳，此邪退气阴未复之故，舌质红，苔薄白少津，脉弦细数。复查肝功能 Bil 1.6mg%，GPT 426U，TTT 7U。

辨证：湿热尚未全清，脾虚阴伤待恢复。

治法：清解余热，养阴扶脾。

处方：茵陈 30g　　栀子 10g　　茯苓 13g　　玉竹 15g

白术 10g　　茜草 10g　　焦神曲 15g　　泽泻 10g

陈皮 10g　　枳壳 10g　　炒谷芽 15g　　炒麦芽 15g

6月27日三诊　服上方后胃纳转佳，复查肝功能已达出院标准。查肝功能 Bil 微量，GPT 172U，TTT 8U。

近来感觉腰痛，胸部憋气，舌苔薄白，质淡红，脉细数。有中阳不振、胸痹征象。细问病史，过去每于心情郁闷或劳累时即有此感觉，据此考虑为心阳不振，拟宽胸开痹之方。

处方：瓜蒌 30g　　薤白 10g　　党参 13g　　当归 10g

赤芍 10g　　红花 10g　　丹参 13g　　鸡血藤 15g

炙甘草 10g　　降香 3g　　生地黄 10g

7月12日四诊　服上方后胸闷气短大见好转，查肝功能完全恢复，Bil 微量，GPT 84U，TTT 4U，肝大亦消，剑下 1.5cm，出院，拟巩固方。

处方：当归 10g　　白芍 15g　　生地黄 10g　　党参 15g

炙甘草 10g　　瓜蒌 30g　　薤白 10g　　红花 10g

丹参 13g　　鸡血藤 15g　　续断 15g　　桑寄生 15g

【按语】本例为急性肝炎，病情较为单纯，治疗简便易行，湿热清解邪退身安。后期出现心阳不足征象，经给宽胸开痹之剂，使症状迅速缓解。宽胸开痹以宽中解郁活血强心为主，常用药味是石菖蒲、郁金、瓜蒌、薤白、红花、当归、赤芍、丹参、炙甘草等；兼有疼痛者可加降香、苏合香等；气短者加用人参；出汗者加给牡蛎；辛散的药品只是在急救时应用，缓解后即当停用或减量，转入扶正调理。

例9

史某，男，52 岁，工人，病历号：71462，入院时间：1976 年 12 月 16 日。

主诉：纳差 20 天，眼黄 4 天。

现病史：自上月底始食差，胃脘发堵，恶心未吐，尿黄如浓茶色。近 4 天来巩膜发黄，来我院检查肝功能 Bil 7.8mg%，GPT 764U，TTT 9U。

查体：T 36℃，BP 130/90mmHg。

面色发暗，皮肤中度黄染，巩膜黄染明显，心（－），肝上界第四肋间，肋下未及，剑下 3cm，质软，触痛（＋），脾未及，腹水征（－），下肢浮肿（－）。

初步诊断：急性黄疸型肝炎。

住院后先用西药治疗，1 周后因黄疸继续升高。查肝功能 Bil 10.8mg%，TTT 12U，GPT 758U，邀中医会诊。

1976 年 10 月 28 日一诊　巩膜深度黄染，色鲜明，口干，思冷饮，脘腹胀满拒按，大便秘结不畅，小便深黄。舌红边有瘀斑，苔黄厚而干，脉弦实。

辨证：湿热阳黄，水饮停积，运化失职。

治法：清化消导，利胆退黄。

处方：茵陈 30g　郁金 10g　龙胆草 10g　黄芩 10g
　　　败酱草 13g　酒大黄 6g　泽泻 10g　滑石 15g

茜草 10g　车前子 20g　大腹皮 10g　金钱草 15g

1977 年 1 月 5 日二诊　服上方后泄下积滞很多，湿热渐解，食欲增加，腹部仍感微胀。舌苔转薄，脉仍感弦数，查肝功能 Bil 13.8mg%，GPT 720U，TTT 6U。继续清化消导，解毒退黄。

处方：茵陈 30g　郁金 10g　龙胆草 6g　败酱草 15g

　　　黄芩 10g　茯苓 13g　白术 10g　莱菔子 10g

　　　丹参 13g　酒大黄 6g　大腹皮 10g　车前子 20g

1 月 12 日三诊　胃纳转佳，黄疸已消退大半，大便不干，主诉有些口干，但不喜饮水，舌红，苔净少津，脉细数。复查肝功能 Bil 4.6mg%，GPT 476U，TTT 9U。此为邪退正虚之象，下一步治疗宜清解余黄，扶脾复液。

处方：茵陈 30g　炒栀子 10g　生地黄 10g　麦冬 20g

　　　茯苓 13g　焦山楂 10g　焦神曲 10g　泽泻 10g

　　　白术 10g　山药 15g　丹参 13g　白芍 15g

　　　牡丹皮 10g

2 月 12 日四诊　一般情况好，黄疸继续消退，舌干厚少津，脉细数。复查肝功能：Bil 1.2mg%，GPT 254U，TTT 9U。继续滋阴活血平肝复液。

处方：当归 10g　白芍 15g　生地黄 10g　牡丹皮 10g

　　　丹参 10g　知母 10g　黄柏 10g　茯苓 13g

　　　泽泻 10g　玉竹 15g　火麻仁 10g　山药 15g

　　　玄参 13g　女贞子 10g

3 月 12 日五诊　一般情况好，肝功能已达出院标准，临床症状不多，患者年纪较大，津伤尚未完全恢复，还需进一步活血化瘀、滋阴扶脾。查肝功能：Bil 微量，GPT 198U，TTT 8U。

处方：当归 10g　赤芍 10g　白芍 10g　生地黄 10g

益母草 15g　丹参 13g　鸡血藤 15g　泽兰 10g

川楝子 13g　茯苓 13g　白术 13g　玉竹 15g

麦冬 20g　五味子 20g

【按语】本例属实证，湿热盛，机体壮，开始时即用大剂量清降解毒剂猛攻，使黄疸迅速消失，但黄退后肝功能恢复慢，舌有瘀斑，故加用滋阴活血之味，已软坚化瘀，促使肝功能恢复。

例 10

马某，女，38 岁，教师，病历号：80621，入院时间：1980 年 11 月 17 日。

主诉：纳差 1 周伴尿黄，眼黄 3 天。

现病史：近 1 周来发热 3~4 天，恶心厌油，尿黄。近 3 天眼黄，去医院查尿三胆（+），转来我院。

查体：皮肤、巩膜轻至中度黄染，肝上界第五肋间，肝肋下及边，剑下 3cm，脾（-），腹水（-），下肢浮肿（-）。

初步诊断：急性病毒性肝炎（黄疸型）。

11 月 22 日一诊　轻度黄疸，胸满恶心，大便溏泻色淡黄，不思饮，食欲不振，苔白腻，脉濡细。查肝功能：Bil 4.4mg%，GPT 772U，TTT 20U。

辨证：湿象偏盛，脾胃消化不良。

治法：开中化湿，健脾和胃。

处方：藿香 10g　佩兰 10g　砂仁 10g　茯苓 13g

　　　郁金 10g　姜半夏 10g　泽泻 10g　木香 10g

　　　大腹皮 13g　厚朴 10g　焦薏苡仁 15g　陈皮 10g

　　　茵陈 30g　生姜 3 片　车前子 20g

11 月 28 日二诊　黄疸尚深，湿邪见化，胸满呕逆见减，脉弦数。继续清化湿热消退黄疸。

处方：茵陈 30g　郁金 10g　金钱草 15g　栀子 10g

　　　茯苓 13g　腹皮 10g　炒枳壳 10g　焦神曲 15g

　　　熟大黄 10g　黄柏 10g　车前子 20g（包）

　　　炒谷芽 15g　炒麦芽 15g

12 月 3 日三诊　黄疸基本消退，胃纳亦转佳，肝功能趋向于好转，唯面色萎黄欠红润，有时肝区疼痛，舌淡红，少苔，脉弦细。

辨证：病后脾虚，气血不足。

治法：健脾调胃，养血和肝。

处方：当归 10g　白芍 15g　生地黄 13g　熟地黄 13g

　　　白术 13g　茯苓 13g　党参 10g　益母草 13g

　　　丹参 13g　郁金 10g　柴胡 6g　建曲 15g

　　　炒枳壳 10g

查肝功能 Bil 1.95mg%，GPT 34.8U，TTT 10U。

1981 年 1 月 3 日四诊　面色转红润，体力基本恢复，肝功能达到出院标准，拟巩固方回家服用。

处方：当归 10g　白芍 15g　生地黄 13g　熟地黄 13g

　　　党参 13g　黄芪 15g　白术 13g　茯苓 13g

　　　枸杞子 15g　益母草 15g　薏苡仁 15g　丹参 13g

川楝子 13g

查肝功能：Bil 1.2mg%，GPT 142U，TTT 8U。

【按语】本例虽为急性肝炎，但肝功能全面损害，患者面色不华，体格较弱，后期按湿偏盛处理得宜，黄疸消退，肝功能逐渐好转。在处理体虚患者时一定要照顾到全面，不能只片面的看到黄疸高即投凉药以求速效，以免适得其反，不仅拖延病程，对患者机体也会造成损伤。

例11

高某，男，23 岁，工人，病历号：76686，入院时间：1979 年 6 月 4 日。

主诉：恶心，纳差，尿黄两周。

现病史：两周来恶心，厌油，纳差，院外查肝功能异常，来我院查尿三胆（＋）收住院。查体：T 36.7℃，P 80 次/分，BP 120/80mmHg。轻度黄疸，面色发暗，肝在第六肋间，腹平软，肝在肋下 1.5cm，剑下 2.5cm，肝掌（－），脾未触及，双下肢无浮肿。初步诊断：慢性活动性肝炎。

6 月 11 日一诊 黄疸轻度，脘腹胀满，纳差，不思饮，大便秘，小便深黄，舌质红苔白，脉弦数。查肝功能损害较重，Bil 2.5mg%，GPT 708U，TTT 30U。

辨证：肝胃不和，湿热蕴结。

治法：疏肝调胃，清热利湿。

处方：柴胡 10g　郁金 10g　瓜蒌 20g　枳壳 10g
茵陈 30g　栀子 10g　茯苓 13g　焦山楂 30g
焦神曲 30g　焦麦芽 30g　滑石 13g　砂仁 10g

莱菔子 10g　　陈皮 10g

6 月 30 日二诊　黄疸已退，消化道症状亦缓解，患者平素体质较弱，目前感觉口干，夜眠差，肝区痛，乏力，邪退正气未复。复查肝功能明显好转，Bil 微量，GPT 230U，TTT 25U。下一步以扶脾调胃，养血和肝进行扶正。

处方：当归 10g　　白芍 15g　　生地黄 10g　　丹参 13g

益母草 13g　　川楝子 13g　　麦冬 20g　　白术 13g

茯苓 13g　　焦山楂 30g　　焦神曲 30g　　焦麦芽 30g

泽泻 10g　　党参 13g

7 月 31 日三诊　一般情况好，体力已大见恢复，眠食正常，面色丰满红润，肝功能基本恢复，Bil 微量，GPT 107U，TTT 8U。出院拟巩固方。

处方：当归 10g　　白芍 15g　　生地黄 10g　　丹参 13g

党参 10g　　白术 13g　　茯苓 13g　　薏苡仁 15g

益母草 10g　　麦冬 20g　　建曲 15g　　川楝子 13g

【按语】本例黄疸不重，但肝功能全面损害，指标高，面容晦暗，口干，眠差，辨证为脾虚胃弱、肝血不足，在黄退后及时给予疏肝活血、养荣保肝之剂进行调补，同时嘱咐患者注意休息，饮食、生活要有规律，以免反复，后续追踪复查一切正常。

例 12

柏某，男，27 岁，工人，病历号：83863，入院时间：1981 年 12 月 19 日。

主诉：食欲不振，尿黄 7 天。

现病史：7 天前开始食欲不振，胃脘堵闷，恶心厌油，未吐，乏力，尿黄如浓茶色。近 3 天来大便灰白，时感腹胀，在单位医务室查肝功，GPT 700U，TTT 9U，黄疸未查。

诊断：急性传染性肝病转来我院。

查体：T 36.5℃，P 78 次/分，R 19 次/分，BP 130/80mmHg。发育营养中等，神清，精神弱，皮肤、巩膜中度黄染，表浅淋巴结不大，未见肝掌及蜘蛛痣，心肺正常，肝上界第六肋间，肝在肋下 2cm，剑下 3.5cm，质中，脾未及，下肢无浮肿。

初步诊断：急性传染性肝炎，慢活肝待除外。

入院后第一次查肝功能 Bil 14.5mg%，GPT 668U，TTT 7U，先由主管医生按一般急性肝炎处理，给予清化湿热退黄中药治疗。1 周后复查肝功能：黄疸急剧上升达 25.2mg%，请王老医生会诊。

12 月 30 日一诊 黄染深，色泽沉滞晦暗，精神弱，食欲尚可，思饮，小便色深如浓茶，大便灰白。舌淡红，舌净无苔，脉弦濡。

辨证：脾虚湿困，中焦运化失职，胆道有梗阻之嫌。

治法：健脾化湿，宽中利胆，大力退黄。

处方：茵陈 30g　郁金 10g　金钱草 20 g　茯苓 13g

　　　　大腹皮 10g　茜草 10g　车前子 30g　炒栀子 10g

　　　　白术 13g　猪苓 13g　泽泻 10g　陈皮 10g

1982 年 1 月 12 日二诊 黄疸已见明显消退，胃纳每日 1 斤，思饮水，小便转浅，舌尚淡，苔薄腻。复查肝功能 Bil 7.4mg%，GPT 490U，TTT 9U。

治法：化湿利胆，扶脾健运。

处方：茵陈 30g　郁金 10g　茯苓 13g　白术 13g

泽泻 10g　赤小豆 15g　大腹皮 13g　茜草 10g

佩兰 13g　陈皮 10g　金钱草 20g　丹参 13g

酒大黄 5g　车前子 30g（包）

1 月 25 日三诊　一般情况好，精神食欲佳，思饮水，体力见恢复，脉较前有力，舌质尚浅有裂纹。复查肝功能 Bil 2.5mg%，GPT 172U，TTT 8U。

治法：养血柔肝，扶脾健运。

处方：当归 10g　赤芍 10g　生地黄 15g　熟地黄 15g

茯苓 13g　白术 13g　党参 13g　天冬 15g

麦冬 15g　丹参 13g　茵陈 30g　金钱草 15g

益母草 15g

2 月 23 日四诊　黄疸基本消退，体力亦见恢复，舌转润，脉有力。复查肝功能已达出院标准，Bil 微量，GPT 74U，TTT 6U。拟巩固方继续服用。

处方：当归 10g　白芍 15g　生地黄 15g　熟地黄 15g

茯苓 13g　白术 15g　党参 13g　益母草 15g

丹参 13g　陈皮 10g　泽泻 10g　玉竹 15g

山药 15g

【按语】本例开始用一般清解退黄药物，黄疸不降反而上升，1 个星期由 14.5mg% 上升至 25.2mg%，原因是没有仔细辨证，湿与热孰偏盛，给患者带来痛苦，这是应引以为戒的。后经改用健脾化湿、疏肝解郁之剂，黄疸迅速消退。对湿偏盛的病历可以少加苦寒之剂，如黄柏、栀子等，但要有的放矢，因为湿偏盛不等于没有热，要时刻想到湿盛的患者必然兼有脾虚胃弱的病因，所以用药宜淡渗、温通，忌苦寒通降。

例 13

宁某，女，28 岁，农民，病历号：84187，入院时间：
1982 年 1 月 22。

主诉：厌食、乏力 10 天，尿黄 5 天。

现病史：10 天前自觉乏力，低热，腹泻，呕吐，7 天前吐
泻止，食欲不振，尿色加深，5 天前巩膜发黄，皮肤瘙痒。急
赴房山医院检查，查肝功能 GPT 544U，TTT 14U，诊断急黄肝
转来我院。现产后 40 天。

查体：T 36℃，P 84 次/分，R 20 次/分，BP 100/70mmHg。
发育营养一般，精神清楚，急性病容，表浅淋巴结未及，皮肤、
巩膜黄染明显，无出血点瘀斑、蜘蛛痣及肝掌。心肺正常，肝
上界第五肋间，肋下未及，剑下不清，脾未及，腹软，移动性
浊音（－）。入院后查肝功能：Bil 17.4mg%，GPT 476U，TTT
16U，A/G 7.5/3.2，Hb 11.5g，PC $15 \times 10^4/mm^3$。

诊断：急性黄疸型感染。

1 月 30 日一诊 黄疸颜色鲜明，胸满恶心未吐，不思饮
水，食欲一般，精神弱，脘腹闷堵，无疼痛拒按，二便量少，
舌质淡红，苔白腻，脉弦濡。

辨证：湿热阳黄，湿象偏盛，中焦运化失常，产后体弱邪
实正虚之象。

治法：芳香化湿，利胆退黄。

处方：茵陈 30g　栀子 10g　茯苓 13g　大腹皮 13g
　　　　车前子 30g　白术 13g　薏苡仁 15g　金钱草 20g

泽泻 10g　　黄柏 10g　　丹参 13g　　茜草 10g

陈皮 10g

2月6日二诊　黄疸已见明显消退，食欲渐振，能少量饮水，脘腹见畅，唯产后气血两虚，体力尚弱，脉弦细少力。复查肝功能 Bil 7.8mg%，GPT 115U，TTT 15U，A/G 3.9/3.0。

治法：在清利湿热剂中加入补血扶脾之味。

处方：茵陈 30g　　栀子 10g　　牡丹皮 10g　　黄柏 10g

金钱草 15g　　郁金 10g　　茯苓 13g　　白术 15g

当归 10g　　熟地黄 20g　　车前子 20g　　茜草 10g

2月20日三诊　黄疸已消退大半，眠食正常，面色转红润，体力仍感软弱，不耐劳累。舌质转红，两脉脉弦细数。复查肝功能：Bil 2.9mg%，GPT 58U，TTT 13U。

治法：继续利胆扶脾，补气养血，以恢复体力。

处方：茵陈 30g　　栀子 10g　　郁金 10g　　金钱草 20g

当归 10g　　熟地黄 30g　　茯苓 13g　　益母草 15g

黄芪 20g　　白术 15g　　党参 15g　　枸杞子 13g

3月7日四诊　一般情况好，眠食正常，面容光泽丰满。复查肝功能 Bil 1.2mg%，GPT 54U，TTT 5U。唯仍感腰膝酸软，不耐劳累，脉弦细，舌红，苔净。可以出院，拟养血固肾方以资巩固。

处方：当归 10g　　白芍 15g　　益母草 15g　　生地黄 15g

熟地黄 15g　　党参 13g　　白术 15g　　茯苓 13g

枸杞子 13g　　菟丝子 13g　　续断 15g　　桑寄生 15g

木瓜 10g

【按语】本例特点是邪实正虚，黄疸较高，进展迅速，从辨证认为是湿象偏盛，又兼虚使血虚、体弱，不适宜苦寒泄泻。在治疗上拟方以利胆化湿，淡渗利水为主，尽量少用苦寒药物。黄疸退后及时加用扶脾养血之品，大力扶正，肝功能随之恢复，痊愈出院。

例 14

李某，女，23 岁，售货员，病历号：84160，入院时间：1982 年 1 月 19 日。

主诉：发热、乏力、纳差、尿黄半个月。

现病史：患者 1 月 4 日开始恶寒，继之发热达 39.5℃，但无头痛流涕等上呼吸道其他症状，1 周后体温正常，但食欲明显下降，出现恶心呕吐，小便黄如浓茶色。去医院查，胆红素（＋），巩膜轻度黄染。来我院门诊查肝功能，Bil 4.8mg%，GPT 696U，TTT 12U 收住院。

查体：T 36.8℃，P 78 次/分，R 19 次/分，BP 120/80mmHg。发育营养中等，神清，皮肤、巩膜轻度黄染，未见蜘蛛痣和肝掌及皮下出血点。浅表淋巴结不大，心律齐，心音有力，腹平软，肝在肋下及边缘，质软，有轻度压痛，脾未及，下肢无浮肿。

初步诊断：急性黄疸型肝炎。

入院后给予常规清热退黄中药和西药保肝药，两周后效果不显，黄疸继续上升，复查肝功能 Bil 10.1mg%，GPT 256U，TTT 13U。邀中医会诊。

2 月 6 日一诊 面色萎黄不华，巩膜黄染深，胃纳勉强，厌油，不思饮水，烦躁多急，无呕吐恶心，舌红绛少苔，左脉弦数，右脉濡。

辨证：阴虚血亏，肝旺脾湿。

治法：养血调肝，健脾利湿。

处方：柴胡 10g　郁金 10g　金钱草 15g　益母草 13g

　　　牡丹皮 10g　生地黄 10g　茯苓 13g　车前子 30g

　　　泽泻 10g　薏苡仁 15g　茜草 10g　泽兰 10g

　　　茵陈 30g

2 月 16 日二诊　服上方后食欲见振，小便增多，略思饮水，黄疸未见增长，亦未见明显消退。在原方基础上加入黄柏 10g、炒栀子 10g，金钱草剂量增至 20g。

3 月 2 日三诊　黄疸已见消退，精神食欲均佳，主诉不感有痛苦，唯面色萎黄不华。查血色素偏低（10g），肝功能 Bil 8.4mg%、GPT 160U、TTT 13U。在上方基础上加入养血之味。

处方：茵陈 30g　郁金 10g　金钱草 20g　茯苓 15g

　　　白术 13g　柴胡 6g　益母草 15g　当归 10g

　　　丹参 13g　薏苡仁 15g　生地黄 13g　熟地黄 13g

　　　车前子（包）30g

3 月 16 日四诊　黄疸已见明显消退，面色亦转红润，双手脉弦数有力，舌苔薄白，复查肝功能 Bil 2.1mg%，GPT 198U，TTT 16U。下一步仍以养血扶脾健运之法为主治疗，以恢复体力，巩固疗效。

处方：当归 10g　熟地黄 20g　黄芪 20g　益母草 15g

　　　白术 13g　茯苓 13g　柴胡 10g　车前子 30g

　　　丹参 13g　泽兰 10g　郁金 10g　金钱草 15g

　　　茜草 10g　党参 13g

3月30日五诊　面色红润，精神饱满，黄疸基本消退，眠食二便正常，脉有力。肝功能 Bil 1.4mg%，GPT 106U，TTT 6U。出院回家休养，拟巩固方继服。

处方：当归 10g　赤芍 13g　熟地黄 20g　益母草 15g

黄芪 20g　党参 13g　茯苓 10g　焦白术 13g

柴胡 6g　郁金 10g　丹参 13g　金钱草 15g

玉竹 15g　香附 10g

【按语】本例开始时因辨证不清，用常规退黄治法不合病机致黄疸上升，后根据舌红薄苔、口不渴、面色不华、脉濡辨证为阴虚血亏脾湿，改用疏肝利胆、平肝化湿之剂治疗，先疏导气机，随后扶脾利湿，黄疸迅速消退，临床症状缓解，最后以健脾养血收功。从本例可以看出辨证的重要性，湿与热，虚与实一定要分清，这是应该吸取经验教训的。

例15

邵某，女，21 岁，会计，病历号：85572，入院时间：1982 年 6 月 9 日。

主诉：恶心乏力 1 个月有余，眼黄、尿黄近 3 周

现病史：1 个月前恶心伴有乏力，几天后症状明显增加，恶心频繁，食欲减退，微有恶寒发热，尿黄身痒。去医院检查发现肝功能异常，肝大，确诊为肝炎转来我院。院处查 GPT 286U，TTT 7U，尿三胆（＋）。

查体：神清，T 36℃，P 74 次/分，R 20 次/分。巩膜、皮肤明显黄染，浅表淋巴结不大，无肝掌及蜘蛛痣，肝上界第六肋间，肋下 2cm，脾未及，下肢可凹性水肿（－），腹水

（−）。

诊断：急性病毒性肝炎，梗阻型黄疸可能性大。

此病例除给一般保肝药物外经中医治疗。

6月10日一诊 黄色鲜明，脘闷腹胀，厌油，食欲勉强，不思饮食，周身酸楚乏力，舌苔白腻，脉数。查肝功能 Bil 15.6mg%，GPT 128U，TTT 10U。

辨证：湿热阳黄，湿象偏盛。

治法：疏肝利胆，宽中化湿。

处方：柴胡10g　郁金10g　金钱草15g　茯苓13g

白术10g　泽泻10g　法半夏10g　藿香13g

佩兰13g　白豆蔻10g　车前子30g　茵陈30g

大腹皮10g

6月17日二诊 黄疸已见消退，食欲较前有改善，舌苔转薄，二便通畅。复查肝功能 Bil 10.4mg%，GPT 210U，TTT 4U。继续清热利湿，宽中消导。

处方：茵陈30g　栀子10g　金钱草15g　茯苓13g

大腹皮13g　黄柏10g　车前子30g　薏苡仁15g

郁金10g　蒲公英15g　茜草10g　焦山楂30g

焦神曲30g　焦麦芽30g

6月28日三诊 黄疸明显消退，胃纳好，思饮水，例假来潮，二便通畅，舌质红，苔薄白，脉弦缓。复查肝功能 Bil 3.3mg%，GPT 90U，TTT 6U。继续疏肝调胃，健脾利湿。

处方：茵陈30g　栀子10g　金钱草15g　茯苓13g

郁金10g　益母草13g　车前草20g　白术10g

当归10g　香附10g　柴胡6g　炒谷芽15g

炒麦芽 15g

7 月 12 日四诊 黄疸基本消退，眠食正常，体力在恢复中，双手脉搏有力，舌净少苔。复查肝功能 Bil 1.6mg%，GPT 50U，TTT 3U。出院，带方回家继续巩固治疗。

处方：当归 10g　赤芍 10g　生地黄 10g　茯苓 13g

　　　益母草 13g　白术 13g　丹参 10g　泽泻 10g

　　　党参 10g　茵陈 15g　栀子 10g　黄柏 10g

【按语】患者患病 1 个月后，由于症状逐渐增重，黄疸加深特来我院。在院外以为急性黄疸型肝炎，即按一般急黄肝处理，给予清热解毒中药，服后日趋加重，呕恶、少食、乏力、黄疸日渐加重。住院后仔细审查病情，属湿象盛，改予疏肝利胆、宽中化湿之剂，1 周后症状大减，黄疸亦得到控制，再投以扶脾健运之剂，便邪退身安。从本例可以看出，运用中药必须强调辨证，切不可以急性肝炎易治而等闲视之。本例开始时是轻症，由于药不对证亦可贻误病机，使证请转重。

例 16

李某，女，30 岁，保育员，病历号：85376，入院时间：1982 年 5 月 19 日。

主诉：食欲不振、恶心、厌油半月伴尿黄。

现病史：半月前无诱因突感恶心厌油，食欲不振，伴有尿黄，按胃病治疗无效。近日发现尿黄如浓茶色，皮肤瘙痒，来我院门诊。查肝功能异常，Bil 14.5mg% 、GPT 696U、HBsAg（＋），收住院。

查体：巩膜黄染明显，浅在淋巴结不大，腹平软无压痛、反跳痛，肝上界于第五肋间，下界于剑下 2cm，肋下未及，脾未及，移动性浊音（－），下肢无浮肿。

初步诊断：急性病毒性肝炎。

5月24日一诊 巩膜、皮肤黄色鲜明，脘腹堵闷，大便秘结，小便深黄，身痒，不思食，喜冷饮，舌苔黄厚，脉弦数。

辨证：温热阳实，热象偏盛。

治法：清热凉血，通降解毒。

处方：茵陈 30g　栀子 10g　黄尾连 10g　黄柏 10g

　　　败酱草 10g　大黄 6g　蒲公英 15g　瓜蒌 30g

　　　枳实 10g　车前子（包）20g　滑石 15g

6月7日二诊 消化道症状减轻，大便通畅，湿热见解，食欲、精神有改善，黄疸亦有消退，舌苔薄白，脉弦细数。继续清化余热，宽中导滞，大力退黄。

处方：茵陈 30g　栀子 10g　黄柏 10g　茯苓 13g

　　　泽泻 10g　大腹皮 13g　焦神曲 15g　熟大黄 10g

　　　茜草 10g　陈皮 10g　枳壳 10g　车前子 20g

6月20日三诊 黄疸见明显消退，胃纳增加，日进食 5两，脉细数。主诉心悸乏力，夜眠少寐，此邪退正虚之象。复查肝功能：Bil 2.3mg%，GPT 134U，TTT 2U。在利胆退黄剂中加入养血和肝之味。

处方：茵陈 30g　栀子 10g　金钱草 15g　车前子 20g

　　　茯苓 13g　白术 13g　生地黄 10g　熟地黄 10g

　　　当归 10g　党参 13g　白芍 15g　远志 10g

　　　首乌藤 30g

7月5日四诊 一般情况好，体力逐渐恢复，例假来潮，量少色暗有血块，夜眠亦差。复查肝功能 Bil 微量，GPT 115U，TTT 2U。拟养血柔肝方，出院回家休养。

处方：当归 10g　白芍 15g　生地黄 15g　熟地黄 15g

益母草 15g　党参 10g　黄芪 15g　白术 10g

茯苓 13g　枸杞子 13g　首乌藤 30g　酸枣仁 10g

续断 15g　桑寄生 15g

【按语】本例特点是邪实正虚同时存在，处理时由于患者年轻，虽然体虚还可以支持祛邪，应抓紧有利时机，大力清热退黄，尽快使邪毒清解，然后转入扶正。在扶正时要辨清气虚、血虚和阴伤。本例心悸、乏力、脉细数、失眠属血虚，治疗以养血安神为主，佐以补气扶脾之剂，以鼓舞胃气，加速补血效率。在运用补剂时，要针对患者具体情况，注意掌握阴阳的平衡，还要根据季节和大自然气候，阳衰阴长时以助阳为主，阴虚阳亢时以潜阳为先，阴阳俱伤时可以双补，但要密切观察病情变化，随时调整剂量，以达到"阴平阳秘、精神乃治"的目的。

例 17

魏某，女，28 岁，工人，病历号：85616，入院时间：1982 年 6 月 5 日。

主诉：低热、乏力、纳差 5 天，眼黄 1 天。

现病史：1982 年 6 月 1 日突然发热达 39℃，咽痛，伴全身乏力，纳差，尿黄，2 天后恶心厌油，曾呕吐 2 次，服感冒药无效，去北医检查发现眼黄，尿三胆（＋），GPT 大于

500U。按急性肝炎转来。

查体：T 37℃，P 92 次/分，R 19 次/分，BP 120/70mmHg。

发育营养好，神情，周身皮肤黄染不明显，未见出血点和蜘蛛痣，浅在淋巴结不大，肝上界在第五肋间，下界肋缘下2cm，剑下触诊不满意，肝质地硬，腹平软，下肢不肿。

初步诊断：急性病毒性肝炎。

住院后查肝功能：Bil 9.3mg%，GPT 628U，TTT 19U。

开始用西药治疗，黄疸持续上升，消化道症状不缓解。两周后黄疸上升至18.2mg%，邀中医会诊。

6月25日一诊 黄疸深，皮肤、巩膜重度黄染，身痒，低热，心烦，思冷饮，食欲不振，二便不畅，舌苔白厚，脉细数。

辨证：湿热阳黄，热象偏盛。

治法：清热利湿，凉血解毒。

处方：茵陈30g　栀子10g　黄连10g　牡丹皮13g

　　　金钱草15g　枳实10g　荆芥穗10g　瓜蒌30g

　　　茯苓13g　水牛角20g　大腹皮13g　蒲公英15g

　　　车前子30g

7月4日二诊 黄疸开始消退，仍低热，大便欠畅，湿热尚盛，肠间积滞未清。在上方基础上加入通降消导之味。

处方：茵陈30g　郁金10g　金钱草15g　大腹皮13g

　　　酒大黄10g　栀子10g　车前子30g　蒲公英15g

　　　黄连10g　黄柏10g　败酱草10g　茯苓13g

　　　茜草10g　滑石15g　炒麦芽15g　炒谷芽15g

7月11日三诊 黄疸明显消退，二便通利，食欲好转，低烧已退，舌苔转薄，脉弦缓。复查肝功能 Bil 9.7mg%，GPT 180U，TTT 16U。继续清化消导。

处方：茵陈 30g　栀子 10g　金钱草 15g　牡丹皮 10g

茯苓 13g　泽泻 10g　车前子 20g　大腹皮 10g

大腹子 10g　茜草 10g　薏苡仁 15g　焦山楂 30g

焦神曲 30g　焦麦芽 30g　莱菔子 10g

7 月 20 日四诊　黄疸继续消退，饮食、二便正常，无多主诉，月经届期未来潮，原脉弦象已退，舌净无苔。复查肝功能 Bil 3.7mg%，GPT 142U，TTT 9U。在上方基础上加入活血通经之味。

处方：茵陈 30g　栀子 10g　黄柏 10g　茯苓 13g

白术 13g　当归 10g　丹参 13g　金钱草 15g

红花 10g　桃仁 6g　益母草 13g

车前子（包）20g

8 月 4 日五诊　黄疸基本消退，胃纳好，月经已来潮，量少色淡。复查肝功能 Bil 1.2mg%，GPT 98U，TTT 6U。出院拟养血和肝方以资巩固。

处方：当归 10g　赤芍 10g　白芍 10g　生地黄 13g

熟地黄 13g　益母草 13g　茯苓 13g　焦白术 13g

潞党参 13g　丹参 13g　柴胡 6g　制香附 10g

炒麦芽 15g　炒谷芽 15g

【按语】本例辨证比较明显，为热偏盛的阳黄，因为有发热和牙痒，所以加用荆芥穗来解表透邪，既疏通孔窍又止痒，配合上清热凉血解毒之味，因为目的在解表，所以先不用通里之药，等到二诊时黄疸已渐消退，再加通降之药，使热毒很快肃清。退黄最好是从汗解，但往往由于患者来住院时已错过时机，邪热在腑，所以只能从宽中清化消导来排黄解毒。

（二）慢性肝炎案例

例1

陈某，男，40岁，技术员，病历号：77488，入院日期：1979年4月11日。

主诉：20余天前开始食欲不振，半月来尿黄，在海淀医院查肝功能GPT 620U，TTT 8U，Bil 2.4U。诊断急性肝炎特来我院。

查体：神清，皮肤巩膜轻度黄染，无肝掌，蜘蛛痣，心肺（-），肝在肋下1cm，剑下2cm，质中偏硬。

初步诊断：急黄肝、慢性迁延性肝炎待除外。

患者入院后用西药保肝药和医院自制的治急性肝炎中药等6个月，黄疸虽有消退但病情连绵不愈，邀中医会诊。当时查肝功能Bil微，GPT 772U，TTT 11U。

4月12日一诊 胃脘胀满疼痛拒按已有多日，口黏，食欲不振，夜眠汗出，浑身乏力，面容消瘦，舌苔白薄腻，脉细数。

辨证：肝郁气滞，中焦失运，湿热郁结。

治法：疏肝解郁，清化消导。

处方：柴胡10g　郁金10g　茯苓13g　陈皮13g
　　　薏苡仁15g　大腹皮13g　枳壳13g　焦山楂30g
　　　焦神曲30g　焦麦芽30g　秦皮15g　黄柏10g
　　　黄连13g　白头翁15g　车前子20g　冬瓜皮15g

瓜蒌 20g

4 月 28 日二诊　服上方后，前 3 天大便稍稀，胃痛胀满渐解，食欲增加。主诉长期以来消化力差，大便不调，肠胃吸收不好，舌质淡红，舌体胖大，脉细数，右关稍弦。

辨证：脾虚胃弱，运化迟缓。

治法：健脾调胃，升阳渗湿。

处方：党参 15g　白术 15g　茯苓 13g　薏苡仁 15g
　　　厚朴 13g　木香 10g　白芍 15g　焦山楂 30g
　　　焦神曲 30g　焦麦芽 30g　枳壳 10g　生姜 3 片
　　　大枣 3 枚　冬瓜皮 15g

5 月 23 日三诊　患者面色转红润，消化症状基本消失，食欲增加，大便亦调，体力有所增加。复查肝功能 Bil 微，GPT 210U，TTT 9U。在原方基础上将党参、白术加大剂量为 20g，增加炙黄芪 20g、当归 13g。继服 1 个月，肝功能恢复正常，病愈出院。

【按语】本患者长期胃脘胀满疼痛拒按，舌苔白厚腻，口黏，此属邪实，辨证为肝郁气滞中焦失运。但患者体质弱，还有乏力、消瘦、盗汗等虚证，不宜用苦寒攻伐之剂。然胃肠积滞不祛，湿热无法排解，故采用清解之法，以白头翁汤清解肠道积滞。服药前 3 天降下腐垢不少，浊毒下降清气自然上升，中满疼痛等症状迎刃而解，肝功能亦随之恢复。用白头翁汤消除慢性肝炎湿热不清型患者的消化道症状是比较适宜的，因为其清泻力不猛；体实邪实患者可以加用大黄或莪术等攻坚之品；体虚患者可加瓜蒌、元明粉、焦山楂、焦神曲、焦麦芽等消导剂，以加强清浊作用，不至于因泻而伤正。邪清后再改用养阴扶脾之剂，以巩固治疗效果。

使用白头翁汤的指征有三条：一是中满腹胀长期不解口黏，嗳腐吞酸。二是舌苔白厚腻，右手关脉弦实。三是大便溏泻不爽，矢气秽恶。

例2

王某，男，28岁，司机，病历号：77793，入院日期：1979年11月30日。

主诉：6天前始感乏力，尿黄，眼黄，呕恶，饮食不振。

现病史：6天前无明显诱因自觉浑身乏力，食欲不振，中上腹堵闷，并伴有恶心，曾呕吐3次，为胃内容物，尿黄如浓茶，眼黄。到宣武医院检查，肝功能Bil 4.5mg%，GPT 410U，TTT 8U，以急性肝炎转来我院。

查体：神志清楚，未见肝掌、蜘蛛痣，皮肤、巩膜黄染中度，全身淋巴结不肿大，心肺正常；肝上界第五肋间，肝在肋下及边，剑下触诊不满意，脾未及，腹软。

初步诊断：病毒性（黄疸型）肝炎。

出院时诊断：慢性活动性肝炎。

本患者入院前在院外检查血胆红素4.5g，住院后黄疸持续上升，最高达24.7g。住院后先用西药治疗，由于黄疸持续上升，加用激素以控制病情，因在激素减量期间出现反跳，邀中医会诊。从1980年1月21日开始服中药。

1980年1月21日一诊 患者于1980年1月15日激素减量后，近几天来食欲减少、低烧、自汗、口渴、乏力，脉细数少力，舌质淡。

辨证：气阴两伤，阳虚不固。

治法：培阴补阳，固摄止汗。

处方：白芍 15g　桂枝 6g　炙黄芪 15g　生龙骨 13g

　　　生牡蛎 13g　党参 15g　茯苓 13g　炙甘草 10g

　　　五味子 30g　麦冬 30g　肉苁蓉 10g　山茱萸 10g

　　　地骨皮 15g

3 月 8 日二诊　患者服中药后病情平稳，食欲增加，自汗减，体力稍见恢复。最近激素再减量，黄疸又有波动（Bil 由 1.6mg% 升至 6.9mg%）。

小便短赤，大便欠畅，近几天来食欲未变。舌淡，苔白厚，两手脉弦数。

辨证：脾胃运化失调，排泄不畅，湿热蕴结。

治法：清解利胆，凉血消导。

处方：茵陈 30g　郁金 10g　金钱草 20g　黄连 6g

　　　丹参 13g　瓜蒌 30g　枳实 10g　水牛角 15g

　　　萹蓄 15g　茯苓 13g　车前子 20g　木通 10g

上方只服 5 剂，黄疸即得到控制，仍以利胆退黄佐以补气滋阴。

处方：茵陈 30g　郁金 10g　金钱草 20g　党参 15g

　　　白芍 15g　玉竹 15g　山茱萸 10g　茯苓 13g

　　　焦神曲 15g　萹蓄 15g　炒枳壳 10g　泽泻 13g

4 月 9 日三诊　复查肝功能：黄疸再度降至 1.6mg%，GPT 115U，TTT 13U。症状仍是自汗多、夜眠差、乏力等，激素剂量 20mg/d。

辨证：气阴两伤，中气不足。

治法：补气安神，敛阴止汗。

处方：黄芪 30g　白芍 15g　五味子 30g　生牡蛎 15g

山茱萸 13g　党参 15g　浮小麦 15g　肉苁蓉 10g

白术 15g　炙甘草 10g　酸枣仁 10g　首乌藤 30g

5 月 15 日四诊　患者出汗已减，体力在恢复中，黄疸随激素减量后有波动。今在中药方剂中加入活血化瘀通络之味，以疏通胆道，加速退黄。

处方：茵陈 30g　郁金 10g　金钱草 15g　红花 10g

桃红 10g　丹参 13g　王不留行 15g　莪术 10g

当归 10g　生地黄 13g　鸡血藤 15g　香附 10g

白芍 15g　酸枣仁 13g　首乌藤 30g　党参 15g

6 月 6 日五诊　黄疸明显消退，体力稍弱，激素减至12.5mg，病情稳定，中药仍以补气养血、敛汗安神之法继续调治。

处方：白芍 15g　桂枝 6g　炙甘草 10g　生龙骨 15g

生牡蛎 15g　党参 20g　黄芪 20g　麦冬 30g

五味子 30g　肉苁蓉 10g　酸枣仁 15g　远志 13g

首乌藤 30g

上方连续服用 6 周，激素减至 5mg/d。复查肝功能 Bil 微，GPT 100U，TTT 9U，HBsAg 1∶16，开药出院。门诊追踪复查3 个月，激素停用，情况一直很好。

【按语】本患者在激素减量过程中，病情曾数次出现反跳，中药配合治疗以调整阴阳为主。长期服用激素的患者，大多数属阳虚，一般在开始减量时，还看不到阳虚症状，此时即可适当加用党参、黄芪、肉苁蓉、菟丝子等补阳药物配合治疗，但也要全面分析病情。如本例第三诊时黄疸上升，大便排解不畅，中满苔厚脉弦。当时分析病情反跳原因是胃肠运化失职、湿热上蒸造成的，即不能拘泥于"补阳"，而需立足于清解消导。不过，在治疗时要考虑其本质是"虚"，在使用祛寒清泻之品时要掌握分寸，病去即止，或在方剂中适当佐以扶正之味，以保安全。

例 3

曾某，女，23 岁，学生，病历号：77789，入院日期：1979 年 11 月 24 日。

主诉： 肝功能异常 4 年，常发低热，经常有鼻腔和牙龈出血，查血小板偏低，最低时 1 万。

现病史： 住院前 10 天因上课劳累，感觉全身乏力，食欲不振，厌油，肝区疼痛剧烈，并发现尿黄如浓茶，大便色变浅。在首都医院查肝功能，Bil 5mg%，GPT 604U，TTT 15U，血小板 14000。诊断为慢性活动性肝炎，特来我院。

住院后 1 周又发热达 39℃ 以上，10 天后突然鼻腔出血，量多持续十余天不止，后来又发现大便带血。这一阶段经西医治疗，中医未参加。12 月 24 日邀中医会诊。

12 月 24 日一诊 患者面色苍白，少气乏力，面部及四肢浮肿，口渴思饮，唇色舌色均淡，脉细数少力。查血色素 3g，红细胞 167 万，白细胞 21300，血小板 6 万。

辨证： 气阴两伤，心脾虚衰。

治法： 补气敛阴，固摄强心。

处方： 西洋参 10g　麦冬 30g　五味子 30g　白茅根 20g

12月29日二诊 患者鼻腔未继续出血，面色稍转红润，可以少量进食，舌淡红，脉细数。

辨证：气血两伤，心脾虚亏。

治法：补气养血，强心扶脾。

处方：西洋参10g　麦冬30g　五味子30g　白茅根20g

黄芪20g　熟地黄30g　阿胶20g　白芍20g

当归10g　白术15g　莬蔚子15g　炙甘草10g

1980年1月9日三诊 患者精神食欲大见好转，四肢浮肿见消，口干，低烧，夜眠多梦，舌质淡红，津少无苔，脉细数。化验检查血色素升至4.5g。

治法：补气养血，滋阴复液。

处方：西洋参10g　麦冬30g　黄芪20g　生地黄20g

熟地黄20g　白芍20g　何首乌13g　阿胶13g

白术13g　地骨皮13g

1月24日四诊 患者体力在恢复中，食欲精神好，大便秘结，睡眠差，血色素6.5g，血小板6.2万，GPT 270U，TTT 7U，Bil 微量。

治法：滋阴养血，补气安神。

处方：人参10g　麦冬30g　五味子30g　熟地黄30g

当归10g　白芍15g　火麻仁10g　何首乌20g

柏子仁10g　远志13g　龙眼肉10g

2月4日五诊 患者一般情况好，眠食基本正常，在活动后感觉头晕、心悸。舌质淡红少津，脉细数。复查肝功能和血象，Bil 微量，GPT 180U，TTT 8U，血色素9g，红细胞338，血小板9.3万。带药出院，回家休养。

治法：养血柔肝，滋阴安神。

处方：当归13g　白芍20g　生地黄15g　熟地黄15g

　　　阿胶20g　玉竹15g　炙甘草15g　天冬20g

　　　麦冬20g　首乌藤30g　人参13g　柏子仁10g

　　　五味子30g　白茅根20g

【按语】本例患者极度贫血，气阴两伤，中药投以生脉散，大力敛阴扶阳、固摄心脾，再佐以白茅根，以防出血。待患者病情稳定后，即在原方基础上加入补气养血之品，使血色素逐渐上升，血小板、肝功能亦逐渐上升和恢复。中药在养血补气时，应注意养阴复液照顾脾胃，以促进食欲，改善胃肠的运化功能，对患者机体功能全面恢复起到辅助作用。

此类患者在病情危急时往往服药困难，服药剂量以少量多次为重。处方要精炼，药味少，剂量大，煎时要求文火煮透，温服，每次服用量以50～100mL为宜，每天3～4次。

例4

刘某，42岁，男，干部，病历号：67468，入院日期：1979年9月8日。

主诉：肝功能异常12年。

现病史：1967～1976年，患者3次曾因肝功能异常伴有消化道症状住院治疗。本次发病因劳累和感冒引起，开始时发热，继之出现食欲不振、腹胀、尿黄、恶心厌油、皮肤瘙痒，来院就诊，诊断为慢性活动性肝炎黄疸型。

查体：T 36.9℃，P 80次，R 18次，BP 120/80mmHg。发育、营养中等，神清，精神弱，面色晦暗，皮肤、巩膜轻度黄染，咽部轻度充血，双侧腮腺肿大；腹平软，肝上界第六肋间，肝肋下 2.5cm、剑下 3.5cm，质中；叩击痛（＋），腹水征（＋），下肢无浮肿。查肝功能，Bil 5.0mg%，GPT 668U，TTT 6U。

住院后先用西药治疗，10 天后黄疸继续上升，症状转重，邀中医会诊。

9 月 19 日一诊　患者黄疸深，色鲜明；脘腹胀满，思冷食，大便秘结，小便短赤，舌苔厚腻，脉弦数有力。查肝功能，Bil 9.3mg%，GPT 720U，TTT 8U。

辨证：湿热郁结，中焦痞满。

治法：清解湿热，通降消痞。

处方：茵陈 30g　郁金 10g　金钱草 20g　龙胆草 6g

　　　黄连 10g　蒲公英 15g　水牛角 15g　败酱草 15g

　　　茯苓 13g　车前子 20g　元明粉 10g　大黄 6g

　　　瓜蒌 30g　枳实 10g

9 月 24 日二诊　患者服药后大便 3 次，腹胀减轻，但黄疸仍深，不思食。患者精神紧张，舌质红，苔厚腻，脉细数。复查肝功能：Bil 16mg%，GPT 668U，TTT 6U。

辨证：湿热未清，中焦痞满。

治法：清化解毒，宽中消痞。

处方：茵陈 30g　金钱草 20g　郁金 10g　败酱草 15g

　　　黄连 10g　水牛角 20g　龙胆草 6g　炒栀子 13g

　　　瓜蒌 30g　车前子 30g　大腹皮 13g　大黄 6g

10 月 7 日三诊　患者由于湿热过盛，肠道一度有出血，中药增大清解通降之剂用量后，患者大便畅通，热毒清解，大便潜血已止，黄疸亦见大幅度消退，舌苔转薄，脉仍有弦象。复查肝功能 Bil 4.6mg%，GPT 483U，TTT 5U。

治法：清化湿热，凉血扶脾。

处方：茵陈 30g　金钱草 20g　黄连 10g　龙胆草 6g
　　　黄柏 13g　车前子 30g　泽泻 13g　茯苓 13g
　　　白术 15g　水牛角 15g　牡丹皮 13g　赤芍 10g
　　　大黄 6g　败酱草 10g

11 月 5 日四诊　黄疸少量，大便每天 3 次，稀溏不成形，口干脉细，舌质淡红、少津。

辨证：邪退正虚，阴伤脾虚胃弱。

治法：滋阴扶脾，养血和肝。

处方：当归 10g　白芍 15g　茯苓 13g　白术 15g
　　　玉竹 15g　麦冬 20g　扁豆 13g　薏苡仁 15g
　　　丹参 13g　益母草 13g　郁金 10g　大枣 3 枚
　　　党参 13g

12 月 3 日五诊　患者一般情况好，黄疸消退，脉和缓有力，两腿软不耐劳累，食欲睡眠均佳。查肝功能，Bil 微，GPT 148U，TTT 9U。出院回家，继续服药。

处方：当归 10g　白芍 15g　生地黄 10g　石斛 13g
　　　玉竹 15g　党参 15g　白术 15g　黄芪 20g
　　　茯苓 13g　川续断 15g　陈皮 10g　丹参 13g
　　　益母草 15g　柏子仁 10g

【按语】本例患者平素饮食不节，嗜饮肥腻且大量饮酒，肠胃间积存湿热过盛，发病后未能控制病情，黄疸急剧上升。一诊因药力不足，未能使毒热迅速排出，致出现大便潜血和黄疸继续升高，后增大剂量，继续通降使肠间腐滞得清，黄疸即大幅度消退，便血亦止。本病属实证，由于快速将邪毒排出，肝脏组织得以保全，病情转危为安。后期出现津伤乏力乃邪退正虚的正常现象，及时给予扶脾滋阴，短期即可恢复。

例5

杨某，男，43岁，教师，病历号：73198，入院时间：1979年5月28日。

主诉：肝功能异常20个月，纳差、腹胀2个月左右。

现病史：1977年9月确诊为迁延性肝炎，近2年来肝功能异常，时高时低，体力差，容易感冒，经常腹胀，疲乏，食欲不振，肝区痛，下肢浮肿，牙龈等。曾用激素泼尼松每天15mg，最近上述症状转重，特来我院就诊。

查体：T 36℃，P 68次，R 18次，BP 119/80mmHg。患者神清面色晦暗，巩膜、皮肤黄染不明显，面、颈、右肩、双上肢有多颗蜘蛛痣，肝掌（+）；肝上界第五肋间，肝在肋下3cm，剑下4.5cm，质中；脾侧位2cm，质软偏中；腹部无移动性浊音，下肢无水肿。肝功能 Bil 未查，GPT 604U，TTT 14U。

初步诊断：慢性活动性肝炎（无黄疸型）。

5月30日一诊 面色晦暗，消瘦，舌质淡，苔薄白，脉细数而弦，脘腹胀满不重，消化道症状不多，食欲不振。

辨证：久病肝络失养，气阴两伤。

治法：补气养血，调胃和肝。

处方：当归15g　白芍15g　生地黄15g　熟地黄15g

茺蔚子 15g　党参 13g　茯苓 13g　焦白术 13g

薏苡仁 15g　丹参 13g　木香 10g　鸡血藤 15g

冬瓜皮 15g

6月15日二诊　服上方后食欲增加，下肢不肿，睡眠好。查肝功能，GPT 210U，TTT 9U，Bil 微量。

治法：健脾养血，补气柔肝。

处方：当归 10g　白芍 15g　生地黄 15g　熟地黄 15g

茺蔚子 15g　党参 15g　茯苓 13g　焦白术 13g

怀山药 15g　薏苡仁 15g　丹参 13g　鸡血藤 15g

何首乌 30g

6月30日三诊　患者一般情况好，眠食正常，面色欠红润，有时感觉后背掣痛，夜眠梦多，不耐劳累，脉弦细，舌质红少津，肝肾阴虚，继续滋补肝肾、养血安神。复查肝功能：Bil 微量，GPT 124U，TTT 7U。带药出院调养。

处方：当归 10g　白芍 15g　生地黄 13g　熟地黄 13g

女贞子 13g　黄精 10g　麦冬 20g　粉丹皮 13g

泽泻 13g　桑寄生 15g　川续断 15g　茺蔚子 15g

何首乌 20g　茯苓 13g　白术 15g　山药 13g

鸡血藤 15g

【按语】本患者职业是教师，为脑力劳动者，从临床分析，消化道症状不多，从舌质上看无瘀血斑，虽有面色暗、消瘦、乏力、失眠、下肢水肿等症状，属于心脾虚亏、气阴两伤所致，肝区痛亦属血虚肝络失养之故，治疗以补益心脾为主，肝功能迅速恢复。后期有腰背掣痛，加予益肾之品。此患者经追踪复查，每半年来院 1 次，检查结果均正常。

例6

赵某，男，27岁，工人，病历号：80850，入院日期：1980年12月20日。

主诉：恶心，厌油，尿黄3天。

现病史：自1980年12月17日下午开始恶心，随即吐出大量胃内容物，伴上腹部胀痛，心烦乱不安，频繁呕吐3天未进食。在院外检查尿三胆（+），特来我院。

查体：患者神清，表情痛苦，巩膜中度黄染，心肺正常，肝脾不大，剑下压痛明显。

住院后患者消化道症状重，经西药输液后，呕吐止，但黄疸急剧上升。患者精神弱，查凝血酶原活动度27.2%，邀中医会诊。

12月24日一诊 黄疸深，面色暗，眼周有黑环，舌苔白厚，脘腹胀满拒按，大便数日未行，小便短赤，脉弦数有力。查肝功能，Bil 12.7mg%，GPT 800U，TTT 10U。

辨证：中焦痞满，水谷停积。

治法：宽中消导，清化湿热。

处方：茵陈30g　栀子10g　大黄10g　黄连10g

　　　瓜蒌30g　枳实10g　大腹皮10g　蒲公英15g

　　　车前子30g　败酱草15g

1981年1月2日二诊 患者服药后排下大便较多，呕恶止，脘腹亦感松快，舌苔转薄，口干，食欲欠振，乏力，睡眠差，脉弦缓。查肝功能，Bil 6mg%，GPT 386U，TTT 7U。

辨证：湿热渐清，脾虚微弱。

治法：清解余邪，调理胃肠。

处方：茵陈 30g　金钱草 20g　黄连 10g　瓜蒌 20g

茯苓 13g　麦冬 20g　泽泻 10g　生地黄 10g

当归 10g　首乌藤 30g　赤芍 10g　炙甘草 10g

1 月 23 日三诊　患者黄疸减退，食欲增加，但消化力弱，食后感觉胃胀，舌苔转厚。肝脾在入院时均未触及，现肝在肋下 1cm，脾未及。凝血酶原活动度上升至 85.5%。查肝功能，Bil 2.7mg%，GPT 516U，TTT 2U。

辨证：脾虚不能健运，消化不良。

治法：扶脾健运，清解余邪。

处方：茵陈 30g　栀子 10g　黄芩 10g　瓜蒌 20g

枳壳 10g　山楂 20g　神曲 20g　麦芽 20g

莱菔子 13g　大腹皮 10g　茯苓 13g　蒲公英 15g

败酱草 10g　白术 10g　丹参 13g　当归 10g

赤芍 10g

2 月 16 日四诊　还有少量残黄，胃纳好，舌苔净，肝区偏痛，睡眠尚可，脉弦细数，舌质红苔薄白。继续在健脾调胃剂中加入利胆活血之品，以退余黄。

处方：当归 10g　赤芍 10g　白芍 10g　丹参 13g

鸡血藤 15g　白术 15g　薏苡仁 15g　茯苓 13g

郁金 10g　茵陈 30g　金钱草 20g　大腹皮 10g

焦山楂 20g　焦神曲 20g　焦麦芽 20g　柴胡 10g

首乌藤 30g

服上方 7 剂，复查肝功能 Bil 微量，GPT 166U，TTT 3U，达到出院标准，准以出院。

【按语】本患者由于饮食不节，致水谷停积造成关格不通，持续呕吐、胃痛，元气大伤。开始以黄连泻心汤宽中开痞以止呕、通调大便使积滞得清，随后加强扶脾调胃，最后加入活血利胆之品消退余黄。由于辨证准确，治疗及时，疗效较速。

例7

马某，女，28岁，售货员，病历号：81687，入院时间：1981年4月13日。

主诉：1周来高热畏寒，纳差乏力，巩膜、皮肤出现黄疸。

现病史：1981年1月31日在友谊医院住院做房间隔缺失修补术，3月28日出院。2年来时而低烧，4月3日突发热达39℃，服解热药高烧退，低热持续存在，后出现恶心呕吐、尿如浓茶、纳差乏力等症状，同时伴有心慌气急、手足麻木、双下肢水肿。去附近医院检查尿三胆（＋），特来我院。

查体：皮肤、巩膜明显黄染，右颈部有5~6个出血点，心界略向左扩大，各瓣膜区未闻杂音，心音尚有力，心率110次/分，律齐；肝上界第六肋间，肋下2.5cm、质软，边缘钝，剑下6.5cm。压痛、叩击痛明显，胆囊、脾未及，移动性浊音（±）。

初步印象：病毒性肝炎，心源性黄疸，药源性黄疸待除外。

4月16日一诊 黄疸深，腹胀，大便2日未行，小便量少色黄，恶心呕吐，食欲不振。时感心慌气短，胃脘有灼热感，舌苔白厚腻，脉弦细重按乏力。

辨证：心阴不足，胃肠阻滞，湿热郁结。

治法：滋阴润燥，宁心导滞，清补兼施。

处方：茵陈30g　金钱草20g　郁金10g　云茯苓15g

泽泻13g　全瓜蒌30g　麦冬20g　延胡索粉10g

人参10g　柏子仁10g　炙甘草10g　熟地黄15g

熟大黄10g　萹蓄15g　当归10g　白芍15g

4月22日二诊　患者服上方后大便降下，湿热得解，精神食欲转佳，黄疸有消退趋势。下肢水肿重，小便量少。脉细，舌质淡红苔白少津。

辨证：心阳不足，水湿内停。

治法：补气强心，通阳利水。

处方：茵陈30g　金钱草20g　人参10g　炮附子3g

桂枝6g　赤小豆20g　白术15g　白茯苓15g

黄芪15g　炙甘草10g　麦冬30g　车前子30g

5月11日三诊　患者黄疸已见消退，面色转红，食欲增加，小便量增多，水肿渐消，可下床活动，仍自汗，气短。脉细数少力，舌质淡红，苔净。查肝功能，Bil 8.2mg%，GPT 234U，TTT 15U。

辨证：气阴两伤，心脾虚亏。

治法：补气养血，敛阴止汗。

处方：茵陈30g　郁金10g　金钱草15g　党参15g

麦冬30g　白芍15g　五味子30g　炙甘草13g

白术15g　生地黄15g　熟地黄15g　生龙骨15g

生牡蛎15g　当归10g

5月30日四诊　患者黄疸明显消退，一般情况好，但气短乏力、口干、出汗等症未完全消失，待继续休养恢复。查肝功能，Bil 2.1mg%，GPT 154U，TTT 8U。

辨证：心脾虚亏，气阴两伤。

治法：补气固表，强心扶脾。

处方：党参 15g　黄芪 20g　白术 15g　生龙骨 15g
　　　生牡蛎 15g　山茱萸 13g　白芍 15g　麦冬 30g
　　　浮小麦 15g　炙甘草 10g　桂枝 3g　茵陈 30g
　　　五味子 30g

6 月 20 日五诊　患者黄疸基本消退，出汗减少，体力尚弱，不耐劳累。此元气未复之故，拟补养方带药出院。

处方：党参 15g　白术 15g　茯苓 15g　炙甘草 10g
　　　龙眼肉 6g　黄芪 20g　麦冬 30g　五味子 30g
　　　首乌藤 3g　白芍 15g　当归 13g　生地黄 15g
　　　熟地黄 15g

【按语】本患者最后诊断为慢性活动性肝，但由于患者刚做完心脏手术，在元气受伤机体衰弱情况下又患肝炎，黄疸急剧上升，此时邪盛正虚。在第一诊时采取攻补兼施的方法，用滋阴润燥法消导积滞、清热解毒，同时佐以宁心补中，以策安全。第二诊患者下肢水肿加重，小便量少，中药及时加用桂枝、附子通阳化气，同时大力补气强心，使小便通利、水肿消退。三诊后治以扶正，后患者自汗、心慌，又在方剂中加入固表敛汗之味，患者入院 2 个月余即痊愈出院。

例8

董某，42 岁，工人，病历号：74691，入院日期：1980 年

9 月 13 日。

主诉：患肝病 6 年，近 1 个月来乏力、纳差。

现病史：1974 年在体检中发现 GPT 300U，但无症状。1975 年、1978 年、1980 年均发现肝功能异常，同时伴有消化道症状，经治疗后恢复正常。最近感觉乏力，双腿发软，食欲减退，恶心，腹胀，小便黄，大便溏泄，牙龈出血。查肝功能，Bil 微量，GPT 604U，TTT 11U。诊断为慢性肝炎收入院。

查体：患者发育、营养中等，神清，精神好，巩膜轻度黄染，面色晦暗；肝上界第五肋，肝肋下未及，剑下 2cm，质软，触痛（－），脾未及，腹平软，无移动性浊音，下肢无浮肿。

9 月 16 日一诊　患者黄疸轻度，脘腹胀满，恶心，浑身乏力，食欲一般，小便黄，大便溏泄；舌质红，苔净；脉细数。

辨证：中焦失运，湿热郁结。

治法：宽中消导，清化湿热。

处方：茵陈 30g　郁金 10g　瓜蒌 30g　枳实 10g

　　　黄连 10g　栀子 10g　大腹皮 13g　滑石 15g

　　　云茯苓 13g　神曲 15g　陈皮 10g　麦芽 15g

　　　谷芽 15g

9 月 27 日二诊　患者黄疸已退，精神食欲好，脘腹不胀，两腿酸软；舌边缘有齿痕；脉细而缓。

辨证：脾虚胃弱，肝血不足。

治法：健脾调胃，养血柔肝。

处方：当归 10g　赤芍 10g　白芍 10g　党参 13g

　　　　白术 13g　　柴胡 6g　　冬瓜皮 15g　　郁金 10g

　　　　丹参 13g　　云茯苓 13g　　车前子 20g　　益母草 15g

　　　　川续断 15g

　　10 月 28 日三诊　患者肝功能已见恢复，Bil 微量，GPT 296U，TTT 20U，两腿仍乏力，不耐劳累。在原方基础上加强健脾利湿。

　　处方：党参 15g　　黄芪 20g　　白术 15g　　茯苓 15g

　　　　桂枝 6g　　当归 13g　　赤芍 10g　　冬瓜皮 15g

　　　　川续断 15g　　玉竹 15g　　威灵仙 15g　　木瓜 13g

　　服上方 2 个月，患者体例逐渐恢复，肝功能基本正常，GPT 128U，TTT 12U，A/G 3.4/3.0。准予带药出院。

　　【按语】本患者诊断为慢性活动性肝炎，在 6 年中多次反复发作肝功能不正常。中医根据四诊辨证为脾虚胃弱，中焦失运。在整个治疗过程中以扶脾健运为主，除开始时稍加清化消导之品外，尽量少用苦寒攻伐性药物。患者服药后症状减轻，肝功能逐渐恢复，蛋白代谢亦趋于正常。我认为，转氨酶升高大多数是湿热不清所致，但不是绝对的，处理时既要注意湿与热的比重，又要注意患者机体的强弱、产生湿热的原因，综合分析才能得出正确的结论，从而制定正确的治疗方案。运用中药要灵活，切不可认定"效不更方"，治疗方针可以不变，但药物配伍和剂量应随着实际病情的进展而改变。

　　例 9

　　李某，男，43 岁，工人，病历号：76419，入院日期：1979 年 4 月 27 日。

主诉：肝功能异常 5 年。

现病史：近日乏力，腹胀，尿色深黄 8 天，眼黄 5 天，去回民医院查尿三胆（＋），查肝功能 Bil 3mg％，GPT 650U，TTT 19U，特来我院。

查体：患者发育、营养良，神清，面色晦暗，蜘蛛痣（＋），肝掌（－），皮肤、巩膜中度黄染，心肺（＋）；肝上界第五肋间，肝在肋边缘下 1cm，剑下 5cm，质中，边缘钝，无结节，触痛、叩痛不明显，胆囊未及，脾肋下 4cm、质中，叩痛（±），腹水征（－），下肢浮肿（－）。

初步诊断：慢性活动性肝炎，坏死后肝硬化。

出院时诊断：慢性肝炎，坏死后肝硬化。

患者住院后先用西药治疗，黄疸持续升高，并大量流鼻血。4 月 30 日查肝功能，Bil 23.6mg％，GPT 516U，TTT 19U，凝血酶原活动度 30.3％。邀中医会诊。

5 月 3 日一诊 患者黄疸深，面色欠红润，口干不思饮，心烦躁，鼻衄量多，舌苔淡红；左手脉弦劲有力，右手脉缓。

辨证：阴虚血燥，血热妄行。

治法：滋阴平肝，凉血解毒。

处方：生地黄 13g　白茅根 30g　牡丹皮 13g　赤芍 13g
　　　水牛角 20g　玄参 10g　黄连 10g　茵陈 30g
　　　黄柏 10g　竹叶 10g　蒲公英 15g　甘草 3g
　　　生石膏 20g　知母 10g

服此方后，患者鼻衄逐渐止住，心烦急躁亦见减，脉和缓。

5 月 24 日二诊 患者鼻衄止，黄疸渐消退，脘腹不胀，饮食、二便正常。时感心悸，面色萎黄不华，失眠，唇舌色淡，脉弦细数。肝功能 Bil 7.2mg%，GPT 256U，TTT 30U，血色素 9.5g，白细胞 3800。

辨证：血虚阴伤，心脾虚亏。

治法：滋阴养血，补益心脾。

处方：当归 13g　　白芍 15g　　熟地黄 20g　　阿胶 20g

白术 15g　　茯苓 13g　　何首乌 20g　　金钱草 15g

丹参 13g　　郁金 10g　　天冬 15g　　麦冬 15g

茵陈 30g　　女贞子 13g　　党参 15g　　炙甘草 10g

6月21日三诊　患者黄疸基本消退，气血津液在恢复中，肝脾大，舌绛红，苔少津，脉弦细。

辨证：血虚阴伤，脉络瘀阻。

治法：滋阴养血，软坚活络。

处方：当归 10g　　白芍 15g　　生地黄 15g　　熟地黄 15g

马鞭草 10g　　丹参 13g　　牡丹皮 10g

王不留行 15g　　铁树叶 10g　　鳖甲 15g　　莪术 10g

麦冬 30g　　鸡血藤 15g　　黄精 15g　　党参 15g

炙甘草 10g　　首乌藤 30g

经过治疗，患者血色素升至 10.2g，GPT 154，TTT 24U，Bil 2.5mg%，凝血酶原活动度 66%，仍有口干、乏力等症状，肝脾肿大稍见消减，拟养血补气软坚之剂回家继续服用。

【按语】本患者病情来势很急，黄深、口干，不思饮，迫血妄行，鼻衄每天数次，量多不止，考虑为阴虚血燥，采用滋阴凉血潜镇之剂治疗，迅速扭转危局。本例辨证为"阴虚血燥"是因为患者口干不思饮，舌质淡红，右手脉缓，左脉独弦，不是胃热而是肝阴虚血分燥热所致。如果舌质红，口渴，舌苔黄厚，便是阳明热盛了。在方剂中加用石膏是为了滋阴救液凉血，以达到止血之目的。

血止后继续凉血滋阴利小便使热毒从小便排出，使黄疸迅速消退，最后以养血和肝补益心脾收功。

例10

郭某，男，42岁，干部，病历号：66443，入院日期：1975年2月24日。

现病史：患者开始感觉全身乏力，以为感冒，服感冒药后不见好转，食欲欠佳，3天后发现尿黄如浓茶，胃痛，近2天来恶心未吐，眼黄。到外院检查，诊为肝炎（黄疸型）特来我院。

查体：患者精神尚可，体质消瘦，巩膜、皮肤中至重度黄染。右腋下淋巴结肿大如蚕豆大小，压痛（－）；腹股沟淋巴结肿大如蚕豆大小，压痛（－）。心肺正常，腹软，肝上界于第六肋间，肝在肋下2cm，剑下4～5cm、质中，压痛（＋），叩击痛（＋），脾未及，腹水（－），肝掌（－），双下肢浮肿（－）。BP 110/60mmHg，Bil 8.5mg%，GPT 742U，TTT 16U。

入院时诊断：急性黄疸型传染性肝炎。

出院时诊断：慢性活动性肝炎，早期肝硬化。

住院后先用西药治疗，20天后因黄疸继续增深，消化道症状不缓解，邀中医会诊。

3月12日一诊 患者黄疸深，面色憔悴，脘腹胀满，大便溏泻，舌质淡红，苔黄厚腻，脉弦细数。查肝功能，Bil

813.8mg%，GPT 344U，TTT 25U。

辨证：中焦失运，湿热蕴结。

治法：清解湿热，排除积滞。

处方：秦皮10g　白头翁15g　黄连10g　黄柏10g

　　　酒大黄6g　大腹皮10g　茯苓13g　泽泻13g

　　　木香6g　茵陈30g　蒲公英15g　紫草10g

3月25日二诊　患者消化道症状缓解，食欲欠佳，乏力，黄疸渐消退，出现腹水。查肝功能，Bil 6.13mg%，GPT 234U，TTT 30U，A/G 2.9/3.3。舌质红少津，脉弦细少力。

辨证：脾虚不能利水，血虚不能荣肝。

治法：健脾利水，养血荣肝。

处方：茵陈30g　当归13g　赤芍10g　白芍10g

　　　生地黄15g　熟地黄15g　党参13g　黄芪15g

　　　白术15g　麦冬30g　桂枝6g　丹参13g

　　　云茯苓15g　车前子30g

5月6日三诊　服上方后，患者黄疸消退，腹水减少，食欲增加，蛋白已趋正常，面容亦转润泽。复查肝功能：Bil 1.95mg%，GPT 114U，TTT 30U，A/G 3.6/2.8。

辨证：脾胃元气与肝阴血分尚未恢复。

治法：扶脾养血，培补元气。

处方：当归13g　白芍15g　熟地黄20g　党参15g

　　　白术15g　茯苓15g　黄芪20g　丹参13g

　　　益母草15g　山药15g　麦冬30g　车前子30g

　　　川续断15g　女贞子13g　桂枝3g　菟丝子20g

此方服1个月，查肝功能Bil微量，GPT 130U，TTT 15U。

准予出院。

【按语】本例患者既有邪实，又有血虚，先祛邪使肠间腐滞肃清，湿热排除，黄疸消退；然后再加强扶脾、养血，培补元气；最后加入益肾之味以巩固治疗效果。肾为先天之本，脾为后天之本，男患者以保肾为立，女患者以养血为主。扶正应首先调理脾胃，以促进食欲，继而养血滋阴，最后固摄肾气。内脏气血津液充实，机体功能自然恢复。

例 11

李某，19 岁，待业青年，病历号：72647，入院时间：1978 年 7 月 27 日。

现病史：1976 年患急性黄疸型肝炎，1977 年曾住我院进行治疗，诊断为慢性活动性肝炎，住院治疗 5 个月基本痊愈出院。出院后肝功能波动，于 1978 年 7 月第二次住院。

查体：巩膜黄染不明显，未见蜘蛛痣和出血点，浅表淋巴结不大，腹平软；肝上界第六肋间，肋下及边，剑下 1.5cm，质中，触痛（＋），腹水（－），脾未及。纳差，厌油、尿黄。查肝功能 Bil 微量，GPT 720U，TTT 29U，初步诊断为慢性活动性肝炎。

从 1978 年 7 月住院至 1979 年 2 月 26 日用西药治疗，除常规保肝药物外，患者曾服用过齐墩果酸 60 天、肝泰乐 117 天、益肝灵 45 天、泼尼松龙 4 个半月，但效果均不明显，化验指标 GPT 波动在 450U 以上，TTT 11U，HBsAg（＋），肝脏检查无明显变化，出现痤疮及皮肤干燥过角质化等现象。经研究决定改以中药为主进行治疗，逐渐减用激素。

中药治疗从 1979 年 2 月 27 日开始。

2 月 27 日一诊 患者临床症状不多，皮肤干燥，面色枯槁，无汗，口干思冷饮，夜眠多梦，乏力，舌质红少津，舌黄苔厚，大便干涩不爽，脉弦细而数。

辨证：久病气阴两伤，中焦失运，湿热不清。

治法：养血滋阴，清化导滞。

处方：秦皮 10g　白头翁 15g　马尾连 10g　黄柏 10g
　　　当归 10g　生地黄 13g　玄参 10g　麦冬 30g
　　　茯苓 13g　丹参 13g　火麻仁 10g

3 月 10 日二诊 服上方后患者大便量增多，口干稍润，食欲、睡眠有好转，仍感乏力不耐劳累，舌质红有裂纹，口干不思饮，脉细数，肌肤甲错明显。

辨证：肝肾阴虚，脾虚胃弱。

治法：滋补肝肾，扶脾健运。

处方：当归 10g　白芍 15g　生地黄 15g　熟地黄 15g
　　　黄精 15g　党参 13g　白术 13g　女贞子 13g
　　　枸杞子 13g　山药 15g　麦冬 30g　肉苁蓉 10g
　　　大枣 3 枚

4 月 20 日三诊 患者面色转红润，口舌津液渐复，体力亦渐增强，为了配合西药激素减量防止反跳，中药增加补肾阳之品。

处方：当归 13g　白芍 15g　生地黄 15g　熟地黄 15g
　　　黄精 15g　党参 13g　白术 15g　女贞子 13g
　　　枸杞子 13g　丹参 13g　麦冬 30g　肉苁蓉 10g
　　　菟丝子 15g

5月20日四诊 患者精神面貌和津液均有明显恢复，舌面裂纹不明显，脉搏较前有力。现在西药激素已经停用，未出现反跳。一度尿糖、血糖升高，经加大健脾滋肾药剂量及患者控制饮食等，复查已趋正常。复查肝功能：GPT 404U，TTT 8U。

辨证：气阴两伤，肝肾阴虚。

治法：补气养血，滋补肝肾。

处方：当归10g　白芍15g　生地黄15g　熟地黄15g

党参15g　白术15g　黄精15g　菟丝子13g

麦冬30g　何首乌20g　女贞子13g　肉苁蓉10g

五味子20g

8月20日五诊 患者服滋阴补肾之剂已数月之久，面容日趋红润，肌肤甲错已消退，唯食欲一般，舌质淡红，仍感乏力，不耐劳累，GPT持续在400U左右。经分析研究认为，患者久病伤阴，经数月滋阴复液，在症状、精神面容等方面均有明显改善，说明辨证是对的。但长期服用滋阴药物难免影响脾胃气机之运化，滋腻过甚，脾阳不升，以致患者食欲不振，体乏少力。

处方：党参15g　焦白术15g　薏苡仁20g　炮附子3g

干姜5g　白茯苓15g　陈皮13g　肉苁蓉10g

佩兰15g　炒稻芽20g

此方服后无不良反应，连服1个月后查肝功GPT由500U个降至400U，继服1个月GPT降至348，食欲体力有改善。

11月1日第六诊 患者经温脾健运法治疗后，气血渐充，肝功能逐渐恢复，脉搏有力。主诉有时感觉手颤，夜眠多梦，久坐腰酸等，舌津见复。

治法：补气扶脾，养血安神。

处方：当归10g　白芍15g　生地黄15g　熟地黄15g

钩藤13g　炙甘草10g　党参15g　炙黄芪20g

首乌藤30g　肉苁蓉10g　益母草15g

五味子20g

上方服1个月后复查肝功，GPT 134U，TTT 7U。准予出院。之后追踪复查1年，肝功能正常，体力已完全恢复。

【按语】本例患者住院达1年半之久，服药较多，机体气血津液损伤严重。服中药时首先抓住阴伤和湿热不清，既有邪实兼有正虚，采取在滋阴润燥的配合下清除积垢，腐滞清解后即从滋阴复液入手调治。经数月调理，气血津液得复，但又出现阴复阳衰的现象，及时加入升阳扶脾之品，才使GPT下降，肝功能全部恢复。在配合激素减量问题上，中药要在足量滋阴药控制下加入补阴药，才能达到阴阳平衡的目的。中医治病的总原则就是调整脏腑的阴阳平衡，只有阴阳互相支持互相制约，才能调节内脏使之协调。在错综复杂的症状中，我们必须严密观察阴阳的消长变化，灵活掌握，才能达到平衡之目的。

例12

郭某，男42岁，工人，病历号：76881，入院时间：1979年7月5日。

主诉：肝功能反复异常8个月，乏力，纳差，尿黄加重两周。

现病史：近2周来食欲不振，呕吐5次为胃内容物，乏力，尿黄较前增重。来院就诊查尿三胆（＋），以慢性肝炎收住院。

查体：T 36.2℃，P 80 次/分钟，R 16 次/分钟，BP 140/90mmHg。神清，面色晦暗，皮肤、巩膜轻度黄染，颈部及上肢有 3~4 个蜘蛛痣，前胸、后背有瘀血斑数块。肝上界在第六肋间，肝在肋下 1.5cm，剑下 3cm，质中，叩击痛（－）；脾在肋下 1.5cm，质中，叩击痛（－），腹水征（－），双下肢无浮肿。

诊断为慢性活动性肝炎（黄疸型）。

7 月 16 日一诊 患者面色晦暗，脘腹胀满，舌质红，苔厚腻，食欲不振、大便干、小便短赤，脉弦数，肝功能 Bil 4.1mg%，GPT 746U，TTT 19U。

辨证：肝郁气滞，中焦失运，湿热蓄积。

治法：疏肝解郁，清化湿热。

处方：柴胡 15g　郁金 10g　瓜蒌 30g　枳实 10g
　　　云茯苓 13g　大腹皮 13g　茵陈 30g　酒大黄 6g
　　　栀子 10g　牡丹皮 10g　泽泻 10g　车前子 30g

7 月 27 日二诊 患者黄疸渐消退，胃纳转佳，湿热减清，面色仍暗，舌质红，脉弦数。查肝功能，Bil 2.3mg%，GPT 134U，TTT 26U。

辨证：肝胆郁热未清，脉络瘀阻。

治法：清肝凉血，活血通络。

处方：当归 10g　赤芍 13g　生地黄 13g　泽兰 13g
　　　丹参 13g　牡丹皮 13g　栀子 10g　鸡血藤 15g
　　　茵陈 30g　香附 10g　川芎 5g　金钱草 15g

红花 10g　水牛角 15g　龙胆草 5g

8 月 16 日三诊　患者肝脉稍平，还有少量余黄，舌红少津，脉弦细。在原方基础上适当调整剂量以凉血滋阴平肝为主。查肝功能，Bil 2.1mg%，GPT 186U，TTT 17U。

处方：当归 10g　赤芍 10g　生地黄 13g　麦冬 20g
　　　女贞子 13g　鸡血藤 15g　茵陈 30g　金钱草 15g
　　　牡丹皮 13g　白茅根 15g　益母草 13g
　　　龙胆草炭 6g

9 月 7 日四诊　患者肝脉已平，面色转红润，偶有肝区压痛，睡眠欠佳，大便不成形，食欲好，舌红不绛稍润，脉细数。

辨证：邪退正虚，肝阴不足，肝虚胃弱。

治法：养血柔肝，健脾调胃。

处方：当归 10g　白芍 15g　生地黄 15g　熟地黄 15g
　　　茺蔚子 13g　白术 13g　云茯苓 13g　川楝子 13g
　　　首乌藤 30g　丹参 13g　玉竹 15g　炙甘草 10g
　　　酸枣仁 13g

9 月 21 日五诊　患者肝区压痛减轻，夜眠好，面色红润，脉来有力。查肝功能，Bil 微量，GPT 78U，TTT 10U。准予出院。

【按语】本例患者特点为黄疸不重，消化道症状不重，但舌质红，面色晦暗，左关脉弦，辨证为肝胆湿热、脉络瘀滞，治疗以清肝利胆、活血凉血为主。此时，患者体实无虚象，治疗比较顺利，邪退后出现暂时虚象，稍加调补即可复原。治疗慢性肝炎亦要强调辨别虚实，观察动态，随时加减药味，增减剂量，要做到药证相符才不致使机体受到损伤。

例13

徐某，男，40岁，工人，病历号：79091，入院时间：1980年5月12日。

主诉：食欲不振42天，尿黄面黄1周。

现病史：患者于1980年4月初开始食欲不振，恶心，厌油，腹胀，全身乏力，5月初开始尿黄，午后发热，5月5日发现眼黄。查肝功能，Bil 2.5mg%，GPT 500U，TTT 11U。以急性肝炎来我院就诊。

查体：T 37.5℃，P 76次/分钟，R 18次/分钟，BP 110/90mmHg。患者发育、营养中等，巩膜、皮肤中度黄染，面色晦暗，颈部可见蜘蛛痣，肝掌（-）。肝上界第六肋间，右肋下可触及边缘，剑下2cm，质中等硬度，压痛（+），脾侧卧位可触及2cm，移动性浊音（-），双下肢无水肿。

初步诊断：慢性活动性肝炎（黄疸型）。

先用西药治疗14天后黄疸继续增深，Bil由11mg%升至18.2mg%，同时出现腹水，邀中医会诊。查肝功能，Bil 18.2mg%，GPT 594U，TTT 11U。

5月28日一诊　患者深度黄疸，精神弱，腹胀有积水，面色晦暗，舌红苔厚腻，脉沉弦，不思饮水，大便秘结。

辨证：湿热蕴结，水湿内停。

治法：清化利水，理气消胀。

处方：茵陈30g　郁金10g　金钱草20g　茯苓30g

厚朴13g　木香10g　车前子30g　大腹皮10g

桂枝 6g　　酒大黄 6g　　莱菔子 13g　　栀子 10g

6月5日二诊　　患者黄疸见退，腹水亦减，食欲有所增加，感觉口干苦，舌苔白厚少津，脉弦数。

辨证：湿热未清，脾虚阴伤。

治法：清化湿热，扶脾培阴。

处方：茵陈 30g　　郁金 10g　　金钱草 20g　　茯苓 30g

　　　白术 15g　　泽泻 10g　　麦冬 30g　　炒栀子 10g

　　　黄柏 10g　　木香 10g　　大腹皮 15g　　车前子 30g

7月9日三诊　　患者黄疸已大幅度消退，尿量增多，面容消瘦，尿糖（＋＋＋＋），舌质稍红，少津，脉细数。在原方中加入滋肾之味，女贞子 13g、益智仁 10g。

7月23日四诊　　经中西药治疗，患者尿糖、血糖均已正常，从本日起激素减量，中药方剂以健脾滋阴补肾之法配合治疗。

处方：茯苓 15g　　白术 15g　　党参 15g　　炙黄芪 20g

　　　肉苁蓉 13g　　天冬 15g　　麦冬 15g　　黄精 13g

　　　菟丝子 13g　　山药 15g　　山茱萸 10g　　白芍 15g

　　　生地黄 15g　　熟地黄 15g

8月20日五诊　　患者邪退正虚，体力损耗大，消瘦、面色苍白、乏力、口干、自汗、气短等虚象相继出现，脉细数，舌质淡红。

辨证：脾肾两虚，气阴两伤。

治法：健脾滋肾，补气培阴。

处方：人参 10g　　白术 15g　　云茯苓 15g　　菟丝子 13g

　　　山茱萸 10g　　白芍 15g　　桂枝 6g　　补骨脂 13g

炙黄芪 20g　麦冬 30g　生地黄 10g　熟地黄 10g
五味子 20g

10 月 4 日六诊　患者体力见复，面容较丰满红润，自汗已止，食欲增多，尿、血糖正常，下肢无浮肿，舌质红，津伤渐复，脉尚细数。查肝功能，Bil 微量，GPT 249U，TTT 16U，激素减至每日 12.5g。中药仍以滋补脾肾、养血益气法增补元气。

处方：党参 15g　炙黄芪 20g　白术 15g　生地黄 13g
　　　熟地黄 13g　当归 10g　黄精 13g　白芍 15g
　　　菟丝子 15g　云茯苓 15g　肉苁蓉 10g　麦冬 20g
　　　补骨脂 13g

12 月 13 日七诊　上方连服 2 个月，患者体力恢复明显，肝功能基本正常，Bil 微量，GPT 243U，TTT 7U，A/G 3.6/2.1。患者仍感上腹部胀气，矢气少，脉细数，舌质红、少苔、少津。

治法：健脾滋肾，调整气机。

处方：桂枝 6g　白术 15g　猪苓 13g　泽泻 13g
　　　乌药 13g　厚朴 13g　煨木香 10g　肉苁蓉 10g
　　　人参 10g　炙黄芪 20g　茯苓 15g　当归 10g
　　　白芍 15g　沉香面 3g（分冲服，胀甚时服用）

服上方 1 个月后查肝功，Bil 微量，GPT 186U，TTT 9U。准予出院。

【按语】本例患者住院后症情急剧增重，如黄疸加深、腹水、凝血酶原活动度降低等，经积极治疗症情得到控制，后又出现糖尿症状。由于病程长，症状重，体力消耗大，后期邪退正虚，虚证毕见，形成脾肾阳虚和阴虚。在 8 个月治疗的过程中，中医根据证情变化变换方剂，各阶段虽治疗重点目的不同，但总的方针是以健脾滋肾为主。在与西药配合治疗腹水时，中药侧重于保护肾气和津液，以防止久服利尿剂损伤肾气过重而出现肾功能衰竭。在配合治疗糖尿病时，则以补脾肾为主，久病气阴两伤患者，在检查化验时会出现某项指标异常，中医只能根据四诊辨证相应处理。笔者认为，若机体康复、脏腑调和，则一切化验指标都会趋于正常。

例 14

麻某，男，36 岁，工人，病历号：75230，入院时间：1979 年 3 月 27 日。

主诉：乏力，纳差 2 个月，患肝病 4 年。

现病史：4 年来肝功能异常，自 1979 年 1 月又感乏力，食欲不振，最近症状加剧，恶心厌油，上腹胀满，右胁隐痛。在外院查肝功能，GPT 576U，TTT 14U。特来我院。

查体：T 37℃，P 80 次/分钟，R 16 次/分钟，BP 114/80mmHg。神清，精神可，面色晦暗，颈和手背各有 1 颗蜘蛛痣，无黄染。肝在肋下 1.5cm，剑下 2.5cm，质中，叩压痛（＋），脾未及，腹软无积水，下肢不肿。

初步诊断：慢性活动性肝炎（无黄疸型）。

3 月 28 日一诊　患者面色晦暗，脘腹胀满，乏力，口苦，不思饮水，腰酸，食欲不振，两手脉弦细数，尺脉尤数，舌质淡苔薄腻。

辨证：脾虚积湿，气机不畅。

治法：辛开苦降，宽中化湿。

处方：姜半夏 10g　黄连 10g　瓜蒌 20g　枳壳 10g

　　　茯苓 13g　苍术 10g　厚朴 13g　陈皮 13g

　　　车前子 20g　泽泻 10g　藿香 13g　佩兰 13g

4 月 28 日二诊　患者脘闷腹胀渐减，食欲仍不振，两腿乏力，舌质淡有齿痕，左手关脉弦，右关濡细。查肝功能：Bil 2.7mg%，GPT 696U，TTT 30U。较入院时上升。

辨证：肝木侮土，脾虚湿郁。

治法：清肝健脾，化湿宽中。

处方：柴胡 10g　郁金 10g　茯苓 13g　白术 13g

　　　薏苡仁 15g　厚朴 13g　陈皮 10g　神曲 13g

　　　半夏 10g　枳壳 10g　萹蓄 15g　大腹皮 13g

5 月 16 日三诊　患者黄疸加深，脘腹又感胀满，大便欠畅，呕恶不思食，舌质红苔白厚，两关脉弦数。查肝功能，Bil 8.2mg%，GPT 656U，TTT 30U。

辨证：中焦失运，湿热蓄积。

治法：清化湿热，宽中消导。

处方：秦皮 10g　白头翁 15g　黄连 10g　黄柏 10g

　　　瓜蒌 30g　金钱草 20g　枳实 10g　茵陈 30g

　　　茜草 10g　酒大黄 6g　滑石 15g

5 月 28 日四诊　患者黄疸见消退，脘腹胀满减，唯湿象仍盛，不思饮水，食欲不振。舌苔白腻，脉濡细。查肝功能，Bil 5.7mg%，GPT 616U，TTT 30U。

治法：健脾利湿，理气消胀。

处方：秦皮 13g　白头翁 15g　黄连 10g　黄柏 10g

茯苓 13g　　白术 13g　　川厚朴 13g　　木香 10g

大腹皮 10g　　车前子 20g　　茵陈 30g　　佩兰 15g

熟大黄 10g　　建神曲 15g　　陈皮 13g　　滑石 15g

6 月 9 日五诊　患者症状减轻，食欲有增，黄疸继续消退，仍感乏力，舌苔薄腻，脉来弦细。查肝功能，Bil 3.3mg%，GPT 414U，TTT 30U。

辨证：脾虚胃弱，运化迟缓，脾阳不升。

治法：健脾调胃，补气升阳。

处方：当归 10g　　白芍 15g　　党参 13g　　白术 13g

生姜 3 片　　云茯苓 13g　　山药 13g　　薏苡仁 15g

丹参 13g　　大枣 3 枚　　柴胡 6g　　陈皮 13g

黄芪 20g　　升麻 3g

7 月 5 日六诊　患者黄疸继续消退，每天可进食 6~7 两，食后稍感胃痛；舌质淡，有齿痕。查肝功能，Bil 1.6mg%，GPT 128U，TTT 30U。

辨证：脾虚不能健运，中气不足失于温化。

治法：升阳益胃，扶脾健运。

处方：党参 15g　　白术 15g　　炙黄芪 20g　　柴胡 10g

姜黄 10g　　升麻 5g　　云茯苓 13g　　当归 10g

白芍 15g　　炙甘草 10g　　附片 1.5g　　大枣 3 枚

7 月 21 日七诊　患者服上方后食欲增加，感觉有滋味，每天可进食 8 两，舌质转红，脉仍细。查肝功能，Bil 微量，GPT 128U，TTT 30U。

治法：升阳举陷，大补脾阳。

处方：党参 15g　　白术 15g　　炙黄芪 20g　　柴胡 10g

升麻 1g　　云茯苓 13g　　附子 1.5g　　仙茅 10g

清半夏 10g　　丹参 13g　　当归 10g　　白芍 15g

肉苁蓉 10g

8月4日八诊　患者服上方后感觉食欲增加，二便正常，两腿有力，睡眠好。脉搏有力，舌质红。查肝功能：Bil 微量，GPT 64U，TTT 18U。上方继服，出院回家休养。

【按语】本例患者特点是脾虚湿盛，开始用化湿法治疗，收效不大，一度由于中焦阻滞致黄疸上升，经治疗后黄疸消退，但湿象不除，肝功能絮状反应损害重，持续不降。经仔细分析，湿象不退原因在于脾阳不振，不能通阳化气，以致寒湿中阻，改用升阳益胃、补益中气之法，症情明显好转，经连续用药 2 个月，食欲增加，面容改观，肝功能亦随之恢复。治湿要寻求积湿的原因，治疗外湿用芳香辛散的方法；治疗内湿一个方法是利水，另一个方法是温燥。本例由于是脾阳不足，不能通阳化气故需温肾健脾，鼓动阳气上升，来蒸发阴霾之湿气。患者絮状反应持续不降，正说明机体元气不足，从此例可以得到启示，凡是絮状高而不降的，大部分是机体本质衰弱的象征，不妨用一些固本补中之品，加强机体的活力，以促使肝功能恢复。

例 15

刘某，女，59 岁，干部，病历号：78573，入院时间：1980 年 3 月 19 日。

主诉：纳差 1 个月，尿黄半年。

现病史：于 1 个月前感乏力，纳差，恶心，厌油，腹胀，近半年来小便发黄。在院外查肝功能，Bil 1.5mg%，GPT 580U，TTT 10U。诊断为肝炎，特来我院。

查体：T 36℃，P 74 次/分钟，R 20 次/分钟，BP 130/90mmHg。患者体形肥胖，巩膜、皮肤中度黄染，腹平软，肺肝界第五肋间，肝在肋下 3cm，剑下 4cm，质软，脾未及，无移动性浊音，未见腹壁静脉曲张，HBsAg（－）。初步诊断为慢性活动性肝炎。

住院后先用西药治疗，10 天后因黄疸持续上升，肝功能全面损害，邀中医会诊。

3 月 28 日一诊　患者黄疸深，烦急，思冷饮，舌质红苔白厚，脉弦数，口黏，大便欠畅，小便短赤，脘腹胀满，不思食。查肝功能，Bil 21.8mg%，GPT 680U，TTT 16U。

辨证：湿热蕴结，胃肠积滞不消。

治法：清热解毒，宽中导滞。

处方：茵陈 30g　　金钱草 15g　　龙胆草 6g　　黄连 10g
　　　　黄柏 10g　　水牛角 15g　　茜草 10g　　大黄 6g
　　　　泽泻 10g　　白花蛇舌草 15g　　车前子 30g

4 月 5 日二诊　服上方后，大便排解 2 次，中满腹胀等症状减轻，但黄疸不退，血压升高，性情急躁，每因小事与人争吵，心情不愉快，即引起头痛和呕吐；脉弦大，舌质绛红无苔，少津。复查肝功能：Bil 28.4mg%，GPT 772U，TTT 13U。

辨证：阴虚肝旺，木克脾土。

治法：滋阴平肝，健脾调胃。

处方：生石决明 30g　　牡丹皮 13g　　生地黄 15g
　　　　白芍 15g　　炒栀子 13g　　金钱草 15g　　云茯苓 13g

白术 13g　茵陈 3g　泽泻 13g　车前子 20g

羚羊粉 3g（冲服）

4 月 14 日三诊　服上方后，患者左手关脉见平，头痛呕吐未作，略能进食，黄疸稍退，查血、尿糖均（＋），舌质绛红有剥脱苔。查肝功能 Bil 17.8mg%，GPT 414U，TTT 12U。空腹血糖 162mg%，尿糖（＋）。

治法：清肝镇静，佐以滋阴。

处方：生石决明 30g　牡丹皮 15g　生地黄 13g

熟地黄 13g　白芍 15g　天冬 15g　麦冬 15g

石斛 13g　金钱草 15g　白术 13g　郁金 10g

泽泻 10g　车前子 20g　菊花 10g

4 月 29 日四诊　患者黄疸明显下降，精神食欲佳，无呕恶厌油，头痛未作，睡眠亦好，舌苔干厚少津，脉来弦细数，大便干燥有时便后失血。查肝功能，Bil 5.9mg%，GPT 300U，TTT 80U。

辨证：阴虚未复，肝肾阴虚。

治法：滋补肝肾，滋阴润燥。

处方：当归 10g　白芍 15g　生地黄 15g　熟地黄 15g

生石决明 30g　蚤休 15g　牡丹皮 13g

何首乌 20g　玄参 10g　麦冬 20g　黄精 15g

女贞子 13g　火麻仁 10g

5 月 16 日五诊　患者黄疸继续下降，尿糖（－），便后仍有失血，量不多，稍事活动即津津汗出，乏力，脉细数，舌质红少津。查肝功能，Bil 3.1mg%，GPT 217U，TTT 7U。

辨证：气阴两伤，表虚不固。

治法：滋阴固表，养血扶脾。

处方：当归 10g　　白芍 15g　　山茱萸 10g　　炙甘草 10g

　　　白术 15g　　云茯苓 13g　　天冬 13g　　麦冬 13g

　　　珍珠母 30g　　火麻仁 10g　　茅根 20g　　槐角 10g

　　　党参 15g

6 月 19 日六诊　　患者黄疸微量，尿糖（－），血糖 127mg%，消化道症状（－）。只是正气未复，气阴两伤，便秘因素有痔疮，有时便后仍有出血。查肝功能，Bil 微量，GPT 204U，TTT 6U。最后诊断为慢性活动性肝炎，带药出院回家休养。

【按语】本例患者发病初期黄疸急剧上升，消化道症状重，经用清化湿热法治疗，症状减轻但黄疸不退，脉象左弦右濡，血压升高。考虑黄疸不退原因，系由于急怒冲肝所致，改用镇静清肝之法调治，重用石决明及羚羊粉，平抑肝热。服药后患者情绪稳定，黄疸消退较快，后因发现糖尿病和一系列阴伤现象，加用滋补肝肾之品，以壮水制火、滋阴平肝，肝功能逐渐恢复。

例 16

相某，男，47 岁干部，病历号：75957，入院时间：1979 年 2 月 24 日。

主诉：食欲锐减，恶心伴尿黄 20 天。

现病史：于 20 天前发冷、发热，3 天后热退开始厌油，恶心想吐，继而全身乏力，小便深黄，去县医院查 GPT 500U，诊断为肝炎转来我院。

查体：T 37℃，P 90 次/分钟，R 20 次/分钟，BP 130/90mmHg。患者肥胖体型，皮下脂肪肥厚，面色晦暗，皮肤、巩膜中度黄染，皮肤瘙痒有抓痕，腹部膨隆，移动性浊音（±）；肺肝界在第六肋间，肝肋下4cm，质软，无压痛和叩击痛，脾未及。查肝功能，Bil 10.8mg%，GPT 680U，TTT 30U。

诊断：慢性活动性肝炎。

2月26日一诊 患者自月初恶心呕吐，食欲减退，继之发现黄疸，周身乏力，平素有胃病，发作时胃酸增多，不能进食；舌质淡，苔白厚而润，脉两关弦实有力。

辨证：肝胃不和，脾虚湿困。

治法：疏肝调胃，温脾化湿。

处方：柴胡10g　姜黄10g　姜半夏10g　瓜蒌20g

薤白10g　枳壳10g　焦白术15g　陈皮10g

生姜3片　厚朴13g　茵陈30g　金钱草15g

焦山楂10g　焦神曲10g　焦麦芽10g　大枣3枚

3月13日二诊 患者服上方后黄疸大幅度消退，降下积滞很多，感觉脘腹宽畅，胃脘泛酸亦减，食欲每天6～7两。复查肝功能：Bil 4.6mg%，GPT 680U，TTT 30U。

治法：温脾化湿，佐以活血化瘀。

处方：柴胡10g　姜黄10g　白术15g　金钱草15g

茵陈30g　薤白10g　姜半夏10g　鸡血藤15g

云茯苓13g　当归10g　赤芍10g　王不留行20g

3月27日三诊 服药后，患者感觉胃脘宽畅，饮食增加，苔净转润。从症情分析湿邪已化，脾胃运化功能渐复，下一步治疗以扶脾健运为主，佐以养血柔肝。查肝功能，Bil

2.5mg%，GPT 464U，TTT 21U。

处方：柴胡 10g　姜黄 10g　白术 13g　鸡血藤 15g

姜半夏 10g　丹参 13g　当归 10g　王不留行 20g

牡丹皮 10g　赤芍 13g　茵陈 30g　金钱草 15g

4 月 12 日四诊　患者一般情况好，眠食正常，两手脉搏有力，夜眠多梦，肝区偶痛，舌净质红。查肝功能，Bil 1.2mg%，GPT 230U，TTT 17U。肝郁血虚、脾虚胃弱均在恢复中，继续养血柔肝，扶脾健运。

处方：当归 10g　白芍 15g　熟地黄 15g　党参 15g

白术 15g　山药 15g　丹参 13g　何首乌 30g

川楝子 13g　益母草 15g　延胡索 10g　香附 10g

云茯苓 13g　炙甘草 10g　生姜 3 片　大枣 5 枚

【按语】本例患者特点是"脾虚湿盛"，虽黄疸较深，但自始至终以温脾化湿法调治，未用苦寒药物，辨证的依据是"舌质淡、苔白腻而润"以及平素有胃病史等。因为患者肝大，所以在消化道症状缓解后，及时加入活血化瘀之味以消肿，促进肝脏组织的新生。本患者絮状反应指标高，在加强健脾药物后，使患者食欲增加，体力恢复较快，TTT 亦逐渐下降。由于是外地患者无人照顾，所以病情基本好转后便提前出院。

例 17

郑某，男，40 岁，工人，病历号：80286，入院时间：1980 年 10 月 4 日。

主诉：乏力，食欲不振半年。

现病史：从 1976 年 6 月开始肝功异常，经常有牙衄，无黄染，近 1 个月来感觉疲乏，食欲欠振，伴有恶心，尿黄。院外查肝功能 GPT 580U，特来我院。

查体：T 37℃，P 88 次/分钟，R 20 次/分钟，BP 130/90mmHg。患者发育营养中等，面色晦暗，皮肤、巩膜轻度黄疸，手背、躯干、后背可见散在典型蜘蛛痣，肝掌（±）。咽红，扁桃体肿大，腹平软。肺肝界在第五肋间，肋下 1.5cm，剑下 2cm，质中偏硬，脾未及，腹水征（−），双下肢不肿。舌红，苔黄厚腻。

初步诊断：慢性活动性肝炎（无黄转有黄）。

10 月 13 日一诊 患者患肝炎数载，长期肝功能不正常，牙出血，面色晦暗，疾病多次反复。本次症状为胸满，恶心，腹胀，二便不爽，乏力，食欲不振，舌苔黄厚腻，两手脉弦数。查肝功能，Bil 5.0mg%，GPT 604U，TTT 20U，A/G 2.6/5.1。

辨证：湿热蕴结，肝肾阴虚。

治法：清化湿热，宽中消导。

处方：茵陈 30g　栀子 10g　黄柏 10g　茯苓 13g

　　　泽泻 10g　知母 10g　牡丹皮 10g　赤芍 10g

　　　山楂 20g　神曲 20g　麦芽 20g　蒲公英 15g

　　　金钱草 15g　车前草 15g

11 月 3 日二诊 患者服上方后湿热已基本肃清，黄疸亦消退，消化道症状缓解。现仍口干不思饮，食欲欠振，乏力，失眠，舌质红少津，苔白厚，脉细数有弦象。查肝功能：Bil 1.95mg%，GPT 198U，TTT 20U。

辨证：肝肾阴虚，脾虚胃弱。

治法：养血柔肝，扶脾滋肾。

处方：当归10g 赤芍13g 生地黄10g 牡丹皮10g

白术13g 云茯苓13g 党参13g 金钱草15g

陈皮10g 厚朴10g 知母10g 黄柏10g

茵陈30g 郁金10g 稻芽15g

12月14日三诊 患者症情稳定，体力见恢复，食欲增加，略思饮水，面容较光泽，仍牙衄，失眠，乏力，舌淡红，苔白厚，脉弦细。查肝功能：Bil 1.8mg%，GPT 142U，TTT 20U，A/G 2.8/4.4。

辨证：脾气未复，肝肾阴虚。

治法：扶脾健运，滋补肝肾。

处方：当归10g 白芍15g 生地黄13g 山茱萸10g

泽泻13g 牡丹皮13g 茯苓13g 女贞子13g

川续断15g 黄精13g 白术15g 菟丝子13g

党参13g 山药15g 麦冬20g 首乌藤30g

1981年1月4日四诊 患者体力逐渐恢复，睡眠、食欲、精神均有好转，黄疸逐渐消退，肝功能性絮状反应未改变，此身体素质虚弱，非短期可能复原，拟中药方回家继服。

处方：当归10g 白芍15g 黄精13g 生地黄13g

熟地黄13g 白术15g 党参15g 炙黄芪15g

菟丝子15g 丹参13g 阿胶20g 川续断15g

女贞子13g 桑寄生15g 枸杞子10g

另加服河车大造丸2粒。

患者出院后每月来复查，症情不多，肝功能变化不大，至

3 月份 TTT 20U、A/G 4.3/2.8，6 月份 TTT 4U。

【按语】本例患者病程较长，病情屡经反复，肝、脾、肾三脏均受到损伤，气、血、津液亏虚，肝功能全面损害。初入院时脾胃湿热蓄积，消化道症状明显，中医治疗先从祛邪清化消导入手，邪退后即逐步转入扶正。第一步健脾调胃改善食欲，第二步养血柔肝，第三步滋阴补肾，第四步在滋阴剂中加入补阳之味，以升提阳气，促进机体脏腑功能恢复。

对慢性肝炎的调补，一定要辨清阴阳，掌握虚损程度，观察患者服药后的反应，务必做到滋阴不腻、补阳不燥。亏损是由长期消耗造成的，不可能短期弥补过来，要耐心等待，只要症情稳定、面容润泽、眠食正常、精神愉快、二便通顺，即可守方不变，待气血充沛，自然水到渠成，肝功能得到恢复。本患者在出院后 5 个月就达痊愈标准，即为明证。

例 18

赵某，女，27 岁，工人，病历号：76727，入院日期：1980 年 6 月 9 日。

主诉：肝功异常两年余，近感乏力食欲不振。

现病史：1977 年开始感觉乏力，肝功异常，最近感觉腹胀，厌油，大便稀。查肝功能 Bil 微量，GPT 529U，TTT 12U，HBsAg（＋）。诊断为慢性活动性肝炎，收住院。

查体：T 37℃，P、R 正常，BP 110/78mmHg。发育营养中等，面色稍暗，巩膜无黄疸，腹平软，未发现蜘蛛痣。肝在第五肋间，肋下未及，剑下 1.5cm，质中，压痛、叩击痛（－），脾侧位及边，腹水征（－），下肢不肿。

6月11日一诊 患者面色晦暗，心烦急躁，唇舌干焦，失眠，食欲不振，大便欠调，例假延期未来潮；左手关脉弦细数；舌质红、少津，舌苔干厚。

辨证：肝郁气滞，湿热郁结。

治法：疏肝解郁，清化湿热。

处方：柴胡10g　郁金10g　当归10g　川芎5g

　　　赤芍10g　栀子10g　牡丹皮13g　生地黄10g

　　　益母草15g　熟大黄10g　蒲公英15g

　　　车前子20g

6月23日二诊 患者食欲见增，有饥饿感，例假来潮，血量少色暗，经期腹痛腰酸，夜眠差，舌净质红，脉来弦数。在原方基础上加入活血调经之味，丹参13g、泽兰13g。

7月25日三诊 患者无特殊不适，食欲精神好，每天牙龈出血，面容转红润，无贫血征，脉弦数，舌淡红尚润。查血色素14.3g，血小板11万，红细胞4850。查肝功能，GPT 452U，TTT 12U。继续在疏肝调经剂中加入凉血滋阴之味。

处方：柴胡10g　牡丹皮13g　生地黄13g　白茅根20g

　　　当归10g　白芍15g　蚤休13g　郁金10g

　　　益母草15g　栀子10g　蒲公英15g　云茯苓10g

　　　白术13g　首乌藤30g

8月23日四诊 患者牙衄减少，例假错后5天来潮，血量较多有瘀血块，腹痛不重，两腿乏力，睡眠差。舌淡红，苔净脉弦细。查肝功能：GPT 238U，TTT 11U。

辨证：阴虚血燥，肝脾两虚。

治法：养血柔肝，扶脾安神。

处方：当归 10g　白芍 15g　生地黄 15g　熟地黄 15g
　　　益母草 15g　云茯苓 13g　阿胶 20g　仙鹤草 15g
　　　白及 10g　党参 13g　白术 13g　旱莲草 13g
　　　首乌藤 30g

9 月 28 日五诊　患者面色红润，例假正常，牙衄偶见，食欲增加，睡眠多梦。查肝功能已达出院标准，Bil 微量，GPT 166U，TTT 6U。拟调经养血方继服。

处方：当归 10g　白芍 15g　生地黄 15g　熟地黄 15g
　　　茺蔚子 15g　云茯苓 13g　白术 15g　仙鹤草 15g
　　　首乌藤 30g　党参 13g　阿胶 20g　川楝子 13g
　　　桑寄生 15g　川续断 15g　白及 10g　制香附 10g
　　　枸杞子 13g

【按语】本例患者牙龈出血症状是慢性肝炎的常见症状，治疗时要辨清虚实，有的是血热妄行，有的是脾不统血。本例无贫血征象，而有阴虚故考虑为阴虚血燥所致，治法以滋阴凉血为主。女患者面色晦暗，例假不正常，血瘀占很大比重，可以在后期适当加用活血化瘀软坚之味，不过要掌握虚实，必要时可以佐以扶正之剂，采取攻补兼施之法，疏通血脉对肝功能恢复是有裨益的。

例 19

崔某，男，44 岁，工人，病历号：67492，入院日期：1975 年 7 月 8 日。

主诉：10 天前发现眼黄，黄疸逐渐增深。

现病史：1972 年患肝炎，3 年来反复发作 2 次。本次从

1975 年 5 月底开始，患者感觉食欲不振，乏力，尿黄，肝区痛，经治疗不见好转，GPT 从 300U 升至 710U；6 月 22 日后发现眼黄、尿黄，近 2 天黄疸增深转我院。

查体：患者神清，巩膜、皮肤明显黄疸，右肩、左腕各有 1 个蜘蛛痣，腹平软，肝脾未及，腹水征（－），肝上界于第四肋间，肝区叩痛（＋），下肢无水肿，肝掌（＋）。查肝功能，Bil 12.1mg%，GPT 556U，TTT 30U，胆固醇 248，HAA（＋）。BP 150/120mmHg，属高血压。诊断为慢性肝炎（黄疸型）。

住院后黄疸继续升高，Bil 13.4mg%，邀中医会诊。

7 月 15 日一诊 患者黄疸深，头昏嗜睡，胸满恶心，食欲不振，口干不思饮，舌质红苔白腻，脉浮弦而滑。

辨证：暑热夹湿，气机不畅。

治法：芳化清暑，宽中化湿。

处方：鲜藿香20g　鲜佩兰20g　郁金10g　黄连6g
　　　茯苓13g　绵茵陈30g　砂仁10g　大腹皮13g
　　　半夏10g　酒大黄6g　焦槟榔10g　车前子30g

8 月 1 日二诊 患者黄疸已明显消退，胸脘见畅，湿象见解，两胁疼痛，夜眠多梦，食欲欠振，舌苔白腻，脉弦数。查肝功能，Bil 3.3mg%，GPT 192U，TTT 30U。

辨证：湿邪渐化，余热未清。

治法：清解余热，活血定痛。

处方：茵陈30g　郁金10g　炒栀子10g　黄连3g
　　　酒大黄5g　云茯苓13g　当归10g　莪术10g
　　　三棱10g　王不留行15g　鸡血藤15g

　　延胡索 10g

　　8 月 21 日三诊　患者黄疸已全部消退，酶亦正常，唯絮状不降，乃机体元气未复之故，食欲差，乏力，腹胀，下肢关节疼痛，舌苔白腻，脉沉弦。查肝功能 Bil 微量，GPT 85U，TTT 23U。

　　辨证：脾虚胃弱，气机不畅。

　　治法：扶脾健运，调畅气机。

　　处方：焦白术 15g　焦薏苡仁 15g　党参 13g

　　　　　大腹皮 13g　厚朴 10g　木香 6g　莱菔子 10g

　　　　　姜半夏 10g　陈皮 10g　佩兰 15g　冬瓜皮 15g

　　　　　柴胡 10g　桂枝 3g　生姜 3 片　大枣 5 枚

　　9 月 11 日四诊　患者食欲有改善，仍感乏力，舌质淡红。在原方中加当归 10g、炙黄芪 15g、川续断 15g。

　　10 月 8 日五诊　患者体力较前增加，关节疼痛亦减，舌淡红，脉沉细。查肝功能：Bil 微量，GPT 115U，TTT 14U。

　　辨证：脾虚胃弱，阳气不足。

　　治法：扶脾健运，补益中气。

　　处方：党参 15g　白术 15g　云茯苓 13g　柴胡 10g

　　　　　当归 13g　白芍 15g　炙黄芪 20g　丹参 13g

　　　　　川续断 15g　威灵仙 15g　独活 10g　木瓜 10g

服上方 2 周后复查肝功能 TTT 11U。准予出院。

　　【按语】本例患者患肝炎数载，病情多次反复，元气大伤，主要原因是"脾虚"不能运化水谷。脾为后天之本，长期食欲不振，湿邪停留，阳气不定，致中气损伤，絮状反应损害重，长期不降，临床症状亦表现为舌质淡、口淡乏味、腹胀等阳虚之象。经大力扶脾升阳举陷，使脾阳上升，运化腐熟能力增强，症状迅速改善，肝功能亦随之恢复。脾为后天之本，靠脾脏之功能，化五谷为精微，营养四肢百骸。古人认为，"见肝之病当先实脾"，是从实践中得出的经验，值得我们高度重视。另外，长期服用苦寒克伐性药物亦有损于脾，临床上应引起注意。

例20

高某，男，33岁，工人，病历号：80244，入院日期：1980年9月27日。

主诉：肝功异常4年，乏力6个月。

现病史：患者1976年患肝炎，4年来肝功能异常，GPT波动在300~500U之间。1980年2月住院时使用干扰素、转移因子、免疫核糖核酸等治疗，GPT仍在300U左右，HBsAg滴度升高，同时临床症状增多，于7月底出院。

1980年8月26日，患者来我院查肝功能，GPT 770U，TTT 24U，Bil 2mg%。诊断为慢性活动性肝炎，收住院。

查体：TPR正常，BP 110/70mmHg。神清，营养发育佳，无面色晦暗，左手背有1颗蜘蛛痣，肝掌（－），腹软。肝上界第六肋间，肝在肋下1cm、剑下2cm，质中，压痛（＋）。脾未及，移动性浊音（－），下肢浮肿（－）。初步诊断为慢性活动性肝炎，HBsAg（＋），有黄疸。

住院后先用西药治疗，肝功能一度下降，后又回升，查抗肝细胞膜抗体1∶80。据某主任分析，一般慢性活动性肝炎患者免疫功能低下，但活动期则应亢进，本患者抗体阳性，说明是由自身抗体引起的反应，为使用激素治疗的适应证。经与患者商议加用激素治疗，患者本人顾虑很大，不同意服用，故邀中医会诊。

11月1日一诊 患者病程较长，面色红润，食欲欠振，大便溏泄，乏力，睡眠差，病情多次反复发作，精神紧张，舌红，两手脉弦数。查肝功能：Bil 微量，GPT 668U，TTT 18U。考虑邪实与正虚并存。

辨证：湿热不清，肝肾阴虚。

治法：清化湿热，通调二便。

处方：秦皮 10g　白头翁 15g　黄连 10g　黄柏 10g

云茯苓 13g　川厚朴 10g　木香 10g　白术 13g

泽泻 10g　六一散 15g　大腹皮 10g　焦山楂 30g

焦神曲 30g　焦麦芽 30g

11月15日二诊 患者素有胃病，服上方后胃纳转佳，仍感乏力，舌绛红，无苔，脉弦细数。查肝功能，GPT 582U，TTT 20U。在上方基础上加入养胃阴之味，石斛 15g、白茅根 15g、玉竹 15g。

11月29日三诊 经过清解调胃，患者食欲改善，牙衄、乏力、失眠未减，肝功能恢复不大。患者思想压力大，顾虑多，下一步治疗转入扶正。

辨证：湿热减轻，肝肾阴虚未复。

治法：凉血平肝，止血安神。

处方：牡丹皮 13g　生地黄 13g　白茅根 20g　白芍 15g

泽泻 10g　女贞子 13g　地骨皮 15g　黄精 13g

天冬 13g　麦冬 13g　白术 13g　山药 15g

盐黄柏 10g

12 月 13 日四诊　服上方后，患者病情平稳，症状同前，牙出血减少，睡眠尚差，有盗汗，脉舌症状无大变化，原方继进。查肝功能，GPT 452U，有下降趋势，TTT 20U。

12 月 27 日五诊　患者一般情况好，精神较振，食欲好，夜眠梦多，午后有低热，腹部胀气，矢气味秽，舌红，稍白苔，脉弦细数。查肝功能，GPT 217U，TTT 20U。

辨证：肝肾阴虚，胃肠还有腐滞未清。

治法：滋补肝肾，佐以清降消导。

处方：牡丹皮 13g　　生地黄 10g　　当归 10g　　赤芍 10g

地骨皮 13g　　银柴胡 10g　　栀子 10g　　青蒿 10g

丹参 13g　　焦山楂 30g　　焦神曲 30g　　焦麦芽 30g

火麻仁 10g　　首乌藤 30g

1981 年 1 月 24 日六诊　患者低烧已退，腹胀减轻，近 2 天牙龈肿痛，睡眠欠佳，舌尚红，少津少苔，脉弦细数。查肝功能：Bil 微量，GPT 121U，TTT 18U。准予出院。

辨证：肝肾阴虚，虚火上炎。

治法：滋阴平肝，引热下行。

处方：生地黄 13g　　牡丹皮 13g　　泽泻 10g　　女贞子 13g

蚤休 13g　　栀子 10g　　知母 10g　　黄柏 10g

地骨皮 15g　　火麻仁 10g　　菊花 10g　　牛膝 10g

首乌藤 30g

【按语】此患者服西药较多，肝功能全面损害，长期不愈，思想负担很重，中医会诊认为其邪实正虚，首先从清解胃肠积滞入手，邪清后转入扶正，以滋阴凉血、平肝解郁为主。

在治疗期间详细解释病情消除患者顾虑，劝其少吃零食和肥腻难消化的食物。随着症状消失，患者肝功能亦逐渐恢复，精神日趋振作。中医认为，肝喜条达恶抑郁，治肝病要注意配合做患者的思想工作，使患者解除顾虑，树立信心，生活规律，安心静养，对疾病恢复是有好处的。

例 21

张某，男，41 岁，干部，病历号：75785，入院日期：1979 年 7 月 5 日。

主诉：肝功异常 2 个月，纳差 6 天，眼黄 2 天。

现病史：1979 年 2 月，患者曾因急性肝炎住院，3 月份出院。近 2 个月来无明显诱因肝功能异常（GPT 280～559U）。7 月初患者自觉食欲减退，食量由每天 1 斤减至 3～5 两，且饭后上腹不适，恶心厌油，周身皮肤瘙痒，尿黄似浓茶，并于 7 月 4 日发现眼黄。到医院查尿三胆（＋），来我院就诊。

查体：T 37℃，P 80 次/分钟，R 20 次/分钟，BP 100/70mmHg。患者神清，精神好，巩膜及皮肤轻度黄染，蜘蛛痣（＋），肝掌（＋），腹平软。肝上界第六肋间，肝在肋下 1.5cm，剑下触及不满意，质中，有压痛，叩击痛（－），脾未及，下肢浮肿（－）。查肝功能：Bil 6.7mg%，GPT 746U，TTT 6U。

初步诊断：急性肝炎复发，慢性活动性肝炎待除外。

住院后先用西药治疗，10 天后查肝功能：Bil 9.5mg%、GPT 628U、TTT 6U。邀中医会诊。

7 月 16 日一诊 患者巩膜黄疸中度，脘腹胀满，食欲欠振，二便欠畅，素有神经衰弱症，经常失眠，舌质淡红，苔白厚腻，脉左关弦细、右关弦实。

辨证：湿热郁结，肝胆血虚。

治法：清化湿热，宽中消导。

处方：茵陈30g　郁金10g　金钱草20g　炒栀子10g

　　　茯苓13g　白术13g　炒枳壳10g　焦山楂30g

　　　焦神曲30g　焦麦芽30g　大腹皮13g　滑石15g

　　　泽泻10g　熟大黄10g

7月28日二诊　患者黄疸明显消退，消化道症状亦见缓解，食欲欠振，睡眠不好，舌淡，苔白腻，左手脉弦细而数。查肝功能：Bil 2.1mg%，GPT 604U，TTT 2U。

辨证：脾虚胃弱，肝胆血虚。

治法：扶脾健运，养血安神。

处方：当归10g　白芍15g　熟地黄15g　白术15g

　　　茵陈30g　茯苓15g　益母草15g　首乌藤30g

　　　陈皮10g　半夏10g　党参15g　神曲15g

　　　车前子20g

8月22日三诊　患者睡眠好转，两手脉尚细，肝功能GPT仍在600U以上。

辨证：肝胆血虚，失摄心神。

治法：养血扶脾，补益心脾。

处方：当归10g　白术15g　白芍15g　酸枣仁15g

　　　茯苓13g　远志13g　炙甘草10g　茺蔚子15g

　　　党参15g　何首乌20g　合欢花15g　生地黄13g

　　　熟地黄13g　炙黄芪20g

9月26日四诊 患者自觉体力渐增，每天可进食一斤，睡眠仍欠实，口干不欲饮，舌淡。复查肝功能：GPT 380U，TTT 8U。依原议继续扶脾补心安神。

11月8日五诊 经过2个月以补益心脾、养血安神为主的治疗后，患者失眠症状大见好转，左手脉转有力，食欲亦增加。查肝功能：GPT 204U，TTT 6U，Bil 微量。带药出院，回家继续休息调养。

【按语】本例患者GPT持续不降，从临床症状分析，是由于操劳过度、耗精疲神所致。治疗以补益心神、养血扶脾之剂为主，大力安神达3个月之久，终于使患者体力得到恢复，GPT亦随之下降。可见，GPT高不一定就是湿热毒火实证，治疗的关键在于辨证，辨证得当虚证用补剂同样能将酶指标降下来。

例22

相某，男，57岁，教师，病历号：73412，入院时间：1978年1月5日。

主诉：近4个月感觉乏力，食欲不振，厌油，近十余天尿黄。

现病史：近4个月感觉乏力，恶心，食欲不振，两胁胀痛，腹胀。近1个月上述症状加重，体力不支。近十余天发现尿黄如浓茶，眼球发黄。到医院查肝功能，Bil 7mg%，GPT 1044U，TTT 16U。特来我院。

查体：患者全身皮肤中度黄染，面、颈部有可疑蜘蛛痣，腹平软，肝在肋下2cm、剑下6cm，质中偏硬，脾未及，无腹水，双下肢不肿。

初步诊断：慢性活动性肝炎（无黄转黄型）。

1月6日一诊 患者病程已两年，以前为无黄型，此次出现黄疸中度，脘腹胀满疼痛拒按，舌苔白厚，大便前腹痛有紧迫感，肝区稍痛，大便次频但量不多，矢气味秽，舌淡，脉细数。

辨证：肝郁脾虚，胃肠积滞。

治法：疏肝理气，清降消导。

处方：秦皮10g　白头翁15g　黄连10g　黄柏10g

　　　大腹皮13g　酒大黄10g　云茯苓13g　泽泻10g

　　　厚朴10g　木香10g　茵陈30g　郁金10g

1月20日二诊 服上方后，患者大便量增多，每天3次，腹痛腹胀减轻，食欲增加，苔净，舌质仍淡，不思饮水，两手脉细，齿龈有时出血，巩膜黄染消退。查肝功能，Bil 1.6mg%，GPT 543U，TTT 15U。

辨证：湿热积滞渐清，脾虚胃弱欠复。

治法：健脾调胃，养血柔肝。

处方：云茯苓13g　白术15g　党参13g　扁豆15g

　　　当归10g　白芍15g　神曲13g　干姜3g

　　　薏苡仁15g　木香10g　厚朴10g　郁金10g

　　　柴胡6g　金钱草15g　藕节10g　白茅根15g

2月18日三诊 患者大便已成形，每天1次，食欲恢复正常，欲少量饮水，舌质转红，边缘有瘀血斑，脉搏较前有力。肝剑下肿大未消，质地偏硬。查肝功能，Bil 1.2mg%，GPT 186U，TTT 10U。拟在健脾方中加入活血软坚之味。

处方：当归 10g　白芍 15g　焦白术 15g　云茯苓 13g

　　　党参 15g　干姜 3g　煨木香 10g　厚朴 10g

　　　马鞭草 10g　铁树叶 10g　鸡血藤 15g　丹参 13g

　　　莪术 10g　王不留行 15g　大枣 3 枚

3 月 4 日四诊　患者症状不多，体力逐渐恢复，肝功能继续好转。查肝功能，Bil 微量，GPT 142U，TTT 12U。带药出院，回家调养。

处方：当归 10g　白芍 15g　生地黄 13g　马鞭草 10g

　　　丹参 13g　莪术 10g　党参 15g　铁树叶 10g

　　　木香 10g　干姜 3g　云茯苓 13g　王不留行 15g

　　　白术 15g　大枣 5 枚

1 个月后复查，患者一般情况好，肝剑下 2.5cm，已趋正常。查肝功能，Bil 微量，GPT 122U，TTT 7U。

【按语】本例特点是"邪实正虚"，治疗时应抓紧时机先清后补，邪去即转入扶正。中满拒按、矢气味秽是有宿滞未清，舌质淡、脉细为脾虚，必须尽快将积滞肃清，才能进行扶正。最后用活血化瘀法将肝肿大消减下去。值得一提的是，在扶正剂中要始终以温脾健胃为主。

例 23

张某，男，22 岁，工人，病历号：80758，入院时间：1881 年 1 月 8 日。

主诉：肝功能异常 4 年，最近发现皮肤、巩膜黄染。

现病史：肝功能异常 4 年，有时出现黄疸，经常食欲不振，乏力，病情屡次反复，近期肝功能又有波动。查肝功能，

Bil 1. 4mg%，GPT 616U，TTT 13U，HBsAg 大于 1：64。

患者先用西药治疗，至 3 月底复查肝功能不见好转，Bil 1. 6mg%、GPT 732U、TTT 20U，后改服中药治疗。

4 月 8 日一诊 患者脘腹胀满，食后恶心，大便不畅，小便赤黄，舌苔厚腻，脉弦数。

辨证：湿热郁结，中焦失运。

治法：清化湿热，宽中消导。

处方：秦皮 10g 白头翁 15g 黄连 6g 黄柏 10g

茯苓 13g 白术 13g 扁豆 10g 山楂 30g

神曲 30g 麦芽 30g 酒大黄 6g 赤小豆 15g

蒲公英 15g 瓜蒌 20g 枳壳 10g 车前子 30g

5 月 9 日二诊 服上方 1 个月后，患者湿热见清，二便通畅，脘腹胀满已解，食欲增加，曾鼻衄 2 次，脉仍有弦象，舌净。查肝功能，Bil 1.4mg%，GPT 272U，TTT 19U。继续以清热凉血解毒之法调治。

处方：牡丹皮 13g 生地黄 13g 白茅根 20g 栀子 10g

大腹皮 10g 泽泻 10g 焦山楂 30g 焦神曲 30g

焦麦芽 30g 滑石 15g 云茯苓 13g 黄连 10g

蒲公英 15g 黄柏 10g

6 月 12 日三诊 患者饮食睡眠佳，鼻衄未作，大便稍干，晨起口干苦，舌尚红少津，脉细数。复查肝功能：Bil 1.2mg%，GPT 166U，TTT 13U。因有阴伤之象，故在上方中酌加滋阴之味。

处方：牡丹皮 13g 生地黄 10g 麦冬 20g 白茅根 15g

蚤休 13g 菊花 10g 竹叶 10g 白芍 15g

石斛 13g　蒲公英 15g　茵陈 30g　茜草 10g

【按语】本患者 4 年来病情反复发作的原因是饮食不节，劳累失养，脏腑运化失常。治疗应先清后补，先将宿滞清除，然后凉血解毒，最后培阴复液。患者出院时还有少量余黄，回家 1 个月后复查 Bil 已降至微量，其他项目指标亦达到痊愈标准，嘱患者以后注意生活规律，不能暴饮暴食，劳逸要掌握好，忌急怒忧虑，即可不致再发病。

例 24

尹某，男，52 岁，工人，病历号：74902，入院时间：1979 年 11 月 5 日。

主诉：乏力，食欲不振，尿黄 1 年余，近 1 个月加重。

现病史：患者 1 年多来周身乏力，食欲不振，每天进食 5～6两，厌油，上腹部胀满，尿黄似浓茶，赴医院就诊，诊断为肝功能异常，在我院住院治疗 1 个月后出院。近 1 个月来，患者感觉症状加重，又去合同医院检查，诊断为肝功能异常，转来我院。

查体：T、P、R 正常，巩膜、皮肤轻至中度黄染，面色稍晦暗，腹平软未触及包块，无压痛及反跳痛。肝上界第六肋间，肋下及边，剑下 1cm，质中，压痛明显，脾未及，腹水征（－），下肢不肿。查肝功能，Bil 9.1mg%，GPT 696U，TTT 8U，HBsAg（－）。

初步诊断：慢性肝炎（黄疸型）。

11 月 8 日一诊　患者面色晦暗，黄疸中度，脘腹胀满、疼痛拒按，恶心，不思饮食，乏力，大便秘结，小便短赤，舌白厚、淡红，两手关脉弦实。

辨证：水谷停积，湿热郁结。

治法：宽中开痞，清化消导。

处方：茵陈 30g　郁金 10g　瓜蒌 30g　枳实 10g

黄连 10g　青皮 10g　陈皮 10g　酒大黄 6g

车前子 20g　栀子 10g　茯苓 13g　蒲公英 15g

败酱草 10g

11 月 27 日二诊　患者服药后二便通畅，湿热见清，食欲增加，脘腹不胀，苔薄腻，脉弦数。查肝功能，Bil 3.5mg%，GPT 628U，TTT 7U。

治法：清化余邪，凉血解毒。

处方：茵陈 30g　郁金 10g　金钱草 15g　牡丹皮 13g

栀子 13g　黄柏 10g　败酱草 15g　茜草 10g

山楂 30g　神曲 30g　麦芽 30g　丹参 13g

车前子 20g　枳壳 10g

12 月 12 日三诊　患者消化道症状缓解，黄疸消退，邪退正气未复，仍感乏力，失眠，食欲欠振，饮食少滋味，舌苔薄腻，脉弦缓。查肝功能，Bil 微量，GPT 107U，TTT 7U。

辨证：邪退正虚，脾虚胃弱。

治法：扶脾健运，养血安神。

处方：茯苓 13g　白术 15g　薏苡仁 15g　扁豆 10g

稻芽 15g　陈皮 10g　全当归 10g　白芍 15g

丹参 13g　神曲 15g　首乌藤 30g　酸枣仁 15g

12 月 25 日四诊　患者一般情况好，主诉无不适，眠食正常，舌质红苔薄白，脉搏有力。复查肝功能：Bil 微量，GPT

46U，TTT 7U。拟巩固方回家继续休养。

【按语】本患者为中满实证，不过患者年龄较大，宽中消痞满要快速，以泻心汤加酒大黄以涤荡肠间停滞，湿热清后即转入扶正调理脾胃。由于本患者处理得宜，症状和肝功能逐渐趋于好转。临床中，大部分患者或家属均想增加营养以补充体力，但往往由于患者消化能力弱，达不到目的，必须劝解患者根据自身消化能力安排食谱，荤素搭配，观察大便排解情况以调节食物摄入量。只有胃肠能充分消化与吸收，患者才能真正受益，万不可勉强进食，造成壅滞，反而给胃肠增加负担。

例 25

王某，男，40 岁，干部，病历号：77101，入院时间：1979 年 8 月 14 日。

主诉：发热，恶心，纳差，伴尿黄 7 天。

现病史：发热 7 天（39℃左右），恶心，厌油，纳差，四肢乏力，胃脘胀痛，尿黄如浓茶，大便黄色成形。服解热药后发热稍退，8 月 13 日发现眼黄，查黄疸指数 13U，以黄疸待查转来我院。

既往史：患者 1960 年患黄疸型肝炎，住院治疗 2 个月痊愈出院，一直感觉良好。

查体：患者全身皮肤轻度黄染，无出血点及蜘蛛痣，巩膜轻度黄染，腹平软，无腹水征，上腹部压痛。肝上界第六肋间，下界右肋下可及 2cm，边缘不清楚，剑下 3cm，脾未及，无移动性浊音及下肢浮肿。

初步诊断：慢性肝炎待除外。

8月17日一诊 患者巩膜、皮肤中度黄染，脘腹胀满，恶心，曾呕吐1次为胃内容物，食欲不振，每天进食3两，大便秘结，小便深黄，皮肤瘙痒，面色红润，精神弱，体肥胖，舌质淡红，苔白厚，脉弦数少力。查肝功能，Bil 6.7mg%，GPT 668U，TTT 15U。

辨证：肝胃失和，湿热蓄积。

治法：疏肝调胃，清化消导。

处方：处方茵陈30g　栀子10g　柴胡10g　川郁金10g

　　　　枳壳10g　泽泻10g　茯苓13g　全瓜蒌30g

　　　　酒大黄10g　山楂30g　神曲30g　麦芽30g

　　　　大腹皮13g　车前子20g

8月29日二诊 患者黄疸消退，消化道症状渐缓解，食欲尚差，头昏乏力，尿色仍黄，舌苔白腻，脉弦细。查肝功能，Bil 3.1mg%，GPT 334U，TTT 17U。

辨证：湿热渐消，气机不畅。

治法：宽中消导，疏解气机。

处方：茵陈30g　郁金10g　云茯苓13g　苍术10g

　　　　白术10g　厚朴13g　佩兰15g　大腹皮13g

　　　　焦神曲15g　木香10g　泽泻13g　炒谷芽15g

　　　　炒稻芽15g　车前子20g

9月18日三诊 患者一般情况好，眠食均佳，黄疸消退，偶有肝区痛，舌质淡红，左手脉弦细。查肝功能，Bil 微量，GPT 243U，TTT 8U。患者湿热已清，下一步转入扶脾养血和肝。

处方：当归10g　白芍15g　云茯苓13g　焦白术15g

党参 15g　　半夏 10g　　薏苡仁 15g　　丹参 13g

益母草 15g　柴胡 10g　　佛手 13g　　郁金 10g

香附 10g　　川楝子 13g

10 月 24 日四诊　患者一般情况好，无主诉，眠食正常，舌质尚淡，脉搏有力。查肝功能，Bil 微量，GPT 166U，TTT 10U。带药出院，拟巩固方以养血和肝、扶脾渗湿为主，即在三诊处方中加炙黄芪 15g、大腹皮 13g。

【按语】本例患者身材魁梧，略肥胖，应该气血充沛、脉搏有力，但其舌质淡、脉弦数少力，说明其内脏元气不足，虽在疾病初期亦有中满恶心等消化道症状。在治疗用药上要掌握分寸，不宜过于苦寒猛降。本例立足于扶脾化湿，用苍术、厚朴、木香、半夏取其辛温化气、燥湿升阳，以鼓舞脾气上升，使中焦运化功能增强，促使肝功能恢复，最后加入党参、黄芪健脾补气，以巩固疗效增强体力。

例 26

崔某，男，25 岁，教师，病历号：76220，入院时间：1979 年 3 月 31 日。

主诉：肝功能反复异常两年半，乏力尿黄半个月。

现病史：1976 年 7 月患者患肝炎，虽肝功能异常但症状很少。由于不注意休息，2 年中病情曾反复发作 3 次，近半个月患者周身乏力，偶有恶心，上腹部胀满，肝区隐痛，大便正常，小便深黄。在外院查肝功能，GPT 600U，TTT 20U。以慢性肝炎转来我院。

查体：患者巩膜微黄，皮肤未见黄染和蜘蛛痣，面色晦暗不华，肝上界在第六肋间，腹平软，肝在肋下、剑下均未及，肝未及，腹水征（-），下肢浮肿（-）。

初步诊断：慢性肝炎（无黄转有黄型）。

4月1日一诊 患者巩膜轻度黄染，口干苦，不思饮，腰酸乏力，夜眠多梦，鼻衄，有时梦遗，食欲不振，舌苔白腻，脉细数，两尺脉亦数。查肝功能，Bil 2.5mg%，GPT 644U，TTT 30U，HBsAg（+）。

辨证：脾虚失运，肝肾阴虚。

治法：健脾化湿，宽中消导。

处方：茵陈30g　郁金13g　云茯苓13g　泽泻10g

　　　白术13g　萹蓄15g　陈皮10g　半夏10g

　　　栀子10g　枳壳10g　焦神曲15g　车前子20g

4月17日二诊 患者黄疸已退，胃纳转佳，每日可进食8～9两，周身乏力略减，仍感腰酸不适，失眠，面色萎黄，舌淡红少苔，脉细数无力。查肝功能：Bil 微量，GPT 198U，TTT 22U，HBsAg（+）。

辨证：脾虚胃弱，肝肾阴虚。

治法：健脾调胃，养血滋肾。

处方：当归13g　白芍15g　熟地黄20g　云茯苓13g

　　　丹参13g　白术15g　女贞子13g　菟丝子13g

　　　川续断15g　枸杞子13g　党参15g　首乌藤30g

5月14日三诊 患者一般情况好，临床诸症状均减轻，肝功能指标亦逐渐下降，唯体力消耗过多，非短期内可能恢复。面容憔悴，头发稀疏，夜眠多梦，记忆力减退，脉息少力，舌质淡红娇嫩等见症均为虚亏的征象。

治法：养血滋肾，健脾调胃。

处方：当归10g　白芍15g　生地黄15g　熟地黄15g

　　　五味子30g　白术15g　炙甘草10g　菟丝子13g

　　　女贞子13g　党参15g　益母草15g　枸杞子15g

　　　何首乌20g

每天加河车大造丸2粒。

5月29日四诊　患者体力在恢复中，肝功能指标继续下降，Bil微量，GPT 142U，TTT 11U。带药出院调养，在上方中加入紫河车粉、阿胶、炙黄芪等配成丸药继续服用。

【按语】本例患者素体阴虚，兼脾虚胃弱，病情多次反复，故在治疗过程中始终以扶脾滋肾、养血和肝之法治疗。阴虚的患者使用补剂要注意两点，一点是防止滋腻影响食欲，另一点是湿燥容易引动肝阳，因此在药物配伍上要做到扶阴抑阳，以达到阴阳平衡。

例27

穆某，男，14岁，学生，病历号：76806，入院日期：1979年6月22日。

主诉：发热2天，食欲不振，恶心，尿黄1周。

现病史：患者1974年发现GDT高，5年来时常出现消化道症状。患者7天前开始发热至38℃，纳差，厌油恶心。在附近医院检查肝功能，GPT 640U，TTT 30U，HBsAg（＋）。诊断为肝炎特来我院。

查体：患者精神弱，皮肤、巩膜轻度黄染，未见蜘蛛痣和肝掌，腹软。肝上界第五肋间，肝在肋下1.5cm，脾未及，腹水征（-），下肢无浮肿。

初步诊断：慢性活动性肝炎。

6月23日一诊　患者面色欠红润，食欲欠振，有轻度恶心厌油，口干不思饮，夜眠多梦，黄疸轻度，小便黄，大便1天3次、质稀，1周前曾有鼻衄。舌质淡，苔白厚，脉弦细数。查肝功能，Bil 2.7mg%，GPT 720U，TTT 22U。

辨证：湿热蕴结，脾虚胃弱。

治法：清化湿热，宽中消导。

处方：茵陈30g　栀子10g　枳壳10g　黄柏10g

　　　茯苓13g　泽泻10g　山楂20g　神曲20g

　　　麦芽20g　车前子20g　白术13g　郁金10g

　　　柴胡10g　蒲公英15g

7月12日二诊　患者黄疸渐退，湿邪盛，恶心头昏，食欲不振，舌苔白腻，脉沉濡。查肝功能，Bil 1.6mg%，GPT 560U，TTT 16U。

辨证：湿邪未化，中焦郁阻。

治法：芳化利湿，宽中理气。

处方：藿香13g　佩兰13g　姜半夏10g　砂仁15g

　　　云茯苓13g　苍术10g　陈皮10g　枳壳10g

　　　大腹皮13g　滑石15g　茵陈30g　郁金10g

　　　厚朴10g

7月27日三诊　患者湿邪渐化，食欲转佳，体力尚弱，舌质淡红苔白腻，脉濡细。

辨证：脾阳不升，气机不畅。

治法：健脾调胃，疏导气机。

处方：云茯苓 13g 苍术 10g 白术 10g 厚朴 13g

木香 10g 佩兰 15g 姜半夏 10g 陈皮 13g

薏苡仁 10g 枳壳 13g 车前子 30g 大腹皮 10g

萹蓄 15g 生姜 3 片 北柴胡 6g 郁金 10g

8 月 20 日四诊 患者食欲转佳，睡眠好，精神好，舌质转红，脉尚细。查肝功能，Bil 微量，GPT 328U，TTT 24U。

辨证：湿邪已解，脾胃运化亦趋正常，气血尚欠恢复。

治法：扶脾健运，补气养血。

处方：当归 13g 白芍 15g 生地黄 10g 熟地黄 10g

党参 13g 白术 15g 云茯苓 13g 炙黄芪 15g

丹参 13g 柴胡 6g 郁金 10g 益母草 13g

白茅根 15g

9 月 20 日五诊 患者面色转红润，眠食好，体力增加，脉搏较前有力，仍感口干，偶有鼻衄，舌红少津。查肝功能，Bil 微量，GPT 106U，TTT 18U。

辨证：脾阳渐复，肝阴不足。

治法：补气扶脾，养血柔肝。

处方：党参 15g 炙黄芪 20g 白术 15g 云茯苓 13g

当归 10g 白芍 15g 生地黄 10g 熟地黄 10g

玉竹 15g 麦冬 30g 黄精 13g 女贞子 10g

白茅根 15g 牡丹皮 10g 玄参 10g

10 月 17 日六诊 患者一般情况好，面色、精神、体力、食欲均趋正常，活动量多时稍有肝区疼痛。复查肝功能达到出院标准，Bil 微量、GPT 128U，TTT 8U。拟巩固方出院调理。

处方：当归 10g 白芍 15g 生地黄 13g 熟地黄 13g

云茯苓 13g　　白术 15g　　党参 13g　　川楝子 13g

炙黄芪 15g　　丹参 13g　　泽兰 10g　　首乌藤 30g

酸枣仁 10g

【按语】本例患者虽年仅 14 岁，但患病多年，屡次反复，过去服药多为对症治疗，以苦寒克伐性药物居多，以致脾胃受伤，长期营养缺乏，机体气血津液全面损伤。此次发病仍本先祛邪后扶正的治疗原则，首先芳香化湿、宽中消导，随后即着重健脾调胃、补气养血。经过 3 个月的治疗，患者元气恢复、血脉调和，痊愈出院。

往往久病元气不足的患者肝功能恢复较慢，不能心急，只要患者精神食欲好，无新症状，肝功能暂不恢复也无妨，待元气恢复肝功能自可恢复。最后守方继进以收全功。

例 28

张某，女，40 岁，工人，病历号：54913，入院日期：1979 年 8 月 16 日。

主诉：肝功能异常 8 年，纳差，乏力，尿黄 3 周。

现病史：8 年来，患者肝功能反复异常，间断工作。4 个月前患者患结核性胸膜炎，在医院进行抗痨治疗，出现明显胃肠刺激副作用，呕恶、纳差、腹泻、头晕。停药后每周查肝功能，GPT 持续升高，由 200U 升至 500U，并出现轻度黄疸。3 周前上述症状加重，食欲由 1 斤多锐减至 3~4 两。患者全身疲乏无力，尿黄如浓茶，诊断为中毒性肝炎特来我院。先在门诊经西药治疗，8 月 13 日查肝功能，Bil 3.9mg%、GPT 668U、TTT 20U，收住院。

查体：患者面色欠红润，巩膜、皮肤轻度黄染，右眼下有1颗蜘蛛痣，未见出血点，右肺呼吸音减弱，未闻啰音，左肺呼吸音清晰，心率68次/分钟，律齐有力，腹软。肝上界第四肋间，肝肋下未及，剑下3cm，质中，有叩击痛，脾未及，无移动性浊音及下肢浮肿。

初步诊断：慢性肝炎（黄疸型），药物性肝炎。

住院后先用西药治疗，半月后因症状不缓解，肝功能全面损害，邀中医会诊。

8月23日一诊 患者面容憔悴不华，巩膜轻度黄染，食欲不振，乏力，口干不思饮，胸闷气短，大便溏泻不成形，小便短赤，舌淡红娇嫩，有剥脱苔，左脉弦、右脉细数。

辨证：肝木克土，脾虚胃弱。

治法：清肝利胆，健脾调胃。

处方：茵陈30g　栀子10g　金钱草15g　郁金10g

牡丹皮10g　柴胡10g　当归10g　白术15g

泽泻10g　焦山楂20g　焦神曲20g　焦麦芽20g

车前子20g　茯苓13g　厚朴10g

9月7日二诊 患者胃纳特佳，日进食7两，黄疸见退，睡眠差，乏力气短，肝区痛，舌质淡红有剥脱苔，脉细数。查肝功能，Bil 1.6mg%，GPT 186U，TTT 25U。

治法：养血和肝，扶脾健运。

处方：茵陈30g　郁金10g　柴胡10g　金钱草15g

当归10g　赤芍10g　白术15g　生地黄15g

熟地黄15g　云茯苓13g　益母草15g　党参13g

首乌藤30g

9月14日三诊 患者体力正在恢复中，眠差，二便正常，食欲可，因家有小孩无人照顾要求出院。拟开调补方。

处方：当归10g　白芍15g　熟地黄20g　益母草15g

党参15g　白术15g　云茯苓13g　枸杞子13g

首乌藤30g　酸枣仁13g　远志10g　川续断15g

桑寄生15g　川楝子13g

11月16日门诊复查：患者面色红润，眠食正常，体力增加，每天可工作半日，舌质红脉有力。查肝功能，Bil微量，GPT 173U，TTT 16U。继续养血扶脾安神。上方加炙黄芪20g、玉竹20g。

【按语】本例患者由于阴虚肝旺，木克脾土，长期以来肝胃失和，影响消化与吸收，使机体气血津液受损。治疗始终着重于平肝扶脾，平肝主要以养血为主，因肝木靠血来濡养，血虚则木旺，患者心烦多急、情绪抑郁，日久必然导致脾胃运化失常，影响胃肠受纳、消化与吸收。治病求其本，平肝一方面养血濡肝，另一方面疏肝解郁，以条达肝气。另外，还须对患者做解释工作，使其树立信心，消除忧虑和恐慌，安心静养，不能急于求成。以上几方面配合好，才能达到治疗的目的。

例29

李某，男，33岁，工人，病历号：69029，入院日期：1976年8月24日。

主诉：乏力，腹胀，食欲减退1周。

现病史：1976年初，患者因急性肝炎在我院住院治疗，出院后因活动量大、休息不好，常有症状出现。近1周来症状较多，乏力、腹胀、食欲减退，来院查肝功能波动大，Bil 2.3mg%、GPT 490U、TTT 28U，收住院。

查体：患者面色晦暗，巩膜轻度黄染。肝在第五肋间，肋下及边，剑下 3cm，脾未及，腹水征（－），肝区痛（＋），下肢无浮肿。

诊断：慢性活动性肝炎，十二指肠球部溃疡。

入院后先用中医协定处方治疗，一度肝功能指标下降，但症状不减，至 11 月初肝功能又有波动，改为辨证治疗。查肝功能：Bil 2.3mg%，GPT 720U，TTT 28U。

11 月 8 日一诊 患者黄疸少量，面色晦暗，恶心，食欲不振，口干不思饮，腹胀，上腹部有痛感、拒按，舌红少苔，左关脉弦、右关脉细。

辨证：阴虚肝旺，木克脾土。

治法：滋阴平肝，健脾调胃。

处方：柴胡 10g 姜黄 10g 茯苓 13g 当归 10g
　　　生地黄 10g 白芍 15g 大腹皮 13g 苍术 10g
　　　白术 10g 薏苡仁 15g 木香 10g 焦神曲 15g
　　　萸黄连 10g

12 月 16 日二诊 服上方后，患者胃痛减，食欲转佳，黄疸亦渐消退，脾胃运化力弱，宜清化消导。复查肝功能：Bil 1.2mg%，GPT 243U，TTT 30U。

处方：萸黄连 10g 白术 13g 云茯苓 13g 白芍 15g
　　　炙甘草 10g 桂枝 3g 厚朴 10g 半夏 10g
　　　薏苡仁 15g 木香 10g 柴胡 6g 陈皮 13g

1977 年 1 月 20 日三诊 患者胃纳增加，食后不痛，体力尚弱，查肝功能絮状持续不降。考虑久病与年轻时做过肾脏手术有关，在原方基础上加入活血滋肾之味以促进肝功能恢复。查肝功能：Bil 微量，GPT 107U，TTT 25U。

处方：当归 10g　白芍 15g　桂枝 5g　白术 13g

云茯苓 13g　丹参 13g　川续断 15g　女贞子 13g

桑寄生 15g　牛膝 10g　大枣 3 枚　菟丝子 15g

2 月 1 日四诊　服上方后，患者主诉 1 周来腰膝有力，睡眠亦好。脉弦细，舌质红、娇嫩少津。查肝功能，Bil 微量，GPT 84U，TTT 17U。

辨证：肝肾阴虚，脾虚胃弱。

治法：滋补肝肾，健脾调胃。

处方：当归 10g　白芍 15g　桂枝 5g　白术 15g

生地黄 10g　熟地黄 10g　女贞子 13g

菟丝子 13g　云茯苓 13g　川续断 15g　党参 15g

桑寄生 15g　益母草 15g　首乌藤 30g

3 月 1 日五诊　患者一般情况好，面容丰满红润，眠食均佳，体力渐恢复。查肝功能，Bil 微量，GPT 70U，TTT 10U。准予出院。

【按语】本例患者病情屡次反复，肝脾肾三脏受损，原来有胃溃疡史，又做过肾部手术，正虚是主要病因，先从调胃和中入手，改善食欲，消化吸收功能提高对机体恢复大有裨益。随后加强补肾活血之品，培补下焦，絮状反应迅速下降。从本例得到启示，降酶降絮均需针对症情灵活处理，万不可拘泥于一方一法，盲目施治。

例30

王某，男，33 岁，工人，病历号：74547，入院日期：1978 年 6 月 10 日。

主诉：肝功异常 1 年。

现病史：患者 1976 年患肝炎，经治疗痊愈。去年夏季迄今因劳累又出现症状，肝功能异常。查肝功能，Bil 微量，GPT 543U，TTT 20U。

查体：T 36.8℃，P 78 次/分钟，R 18 次/分钟，BP 136/100mmHg。腹软无压痛及反跳痛，肝脾未触及，腹水征（-）。

诊断：慢性迁延性肝炎（无黄型）。

患者入住后先用西药治疗，后用中药协定处方治疗 4 个月，效果不满意，肝功能不稳定，症状不多，想加用激素治疗但患者不同意，约中医辨证治疗。

10 月 13 日一诊 患者病程长，多次反复，肝功能 GPT 在 500U 左右、TTT 在 20U 以上，消化道症状不多，面色苍白，舌质淡，夜晚失眠，肝区偶痛，头昏，两手脉细数。

辨证：心脾虚亏，血不荣肝。

治法：养血荣肝，补益心脾。

处方：当归 10g　白芍 15g　炙甘草 10g　五味子 30g
　　　远志 13g　党参 15g　茯苓 15g　柏子仁 10g
　　　生地黄 15g　熟地黄 15g　何首乌 30g
　　　合欢花 15g

10 月 23 日二诊 服上方后，患者心悸、头昏见好，夜眠梦多，肝区偶痛，舌质淡红，脉细数。继续依原辨证、治法处理,将剂量增大。

处方:当归 13g　白芍 20g　生地黄 15g　熟地黄 15g

　　　　五味子 30g　远志 13g　炙甘草 10g　何首乌 30g

　　　　阿胶 20g　党参 15g　天冬 20g　合欢花 15g

　　　　酸枣仁 15g　白术 15g　白薇 13g　茯苓 15g

　　　　丹参 13g

11 月 10 日三诊　患者病情好转,头昏心悸已去,睡眠欠实,梦多,舌质特红,脉来弦细数。肝功能恢复较好,GPT 173U,TTT 15U。

辨证:心脾虚亏,肝血不足。

治法:养血柔肝,补益心脾。

处方:当归 10g　白芍 15g　生地黄 13g　牡丹皮 13g

　　　　天冬 10g　麦冬 10g　五味子 30g　何首乌 30g

　　　　酸枣仁 15g　益母草 15g　柏子仁 10g

　　　　女贞子 13g　丹参 13g　炙甘草 10g

12 月 2 日四诊　患者一般情况好,睡眠每晚达 5 ~ 6 小时,梦减少,饮食、二便正常,面色转红润,脉搏较前有力,舌质红苔净。复查肝功能:GPT 60U,TTT 17U。继服前方回家休养。

【按语】本例患者长期以来消耗心神,肝肾心脾受损,确诊为虚证,治疗过程时始终采用养血荣肝、宁心安神之剂进行治疗。舌质淡、心悸、失眠、脉细数皆属心血不足之象,患者研究电子计算机多年,劳伤心神,以致出现上述症状。处方以滋阴养血、敛阴安神为主,不宜多用补气助阳之品,以防引动肝阳上亢,最后 2 次方剂加入滋肾填阴之味,充实肾水以平抑肝木，借以巩固疗效。

例31

曲某，男，40岁，干部，病历号：77714，入院日期：1979年11月16日。

主诉：肝功能异常17个月。

现病史：患者自1978年6月发现肝功能异常，1979年3月肝功能又出现异常。自觉肝区疼痛，头晕，呃逆，近感头晕加重、乏力、小便黄来院就诊。

查体：患者神清，精神好，巩膜及皮肤未见黄疸，腹平软。肝上界第五肋间，肝肋下可及，剑下2.5cm，质中，有叩击痛，无腹水，下肢不肿。查肝功能，Bil 1.2mg%，GPT 438U，TTT 14U，HBsAg（＋）。

诊断：慢性肝炎。

11月19日一诊 患者黄疸轻度，胁痛，失眠，胸满呃逆，食欲欠振，舌苔白厚，脉弦数。

辨证：湿热郁结，中焦失运。

治法：清化湿热，宽中消导。

处方：茵陈30g　栀子10g　云茯苓13g　枳壳10g

　　　焦山楂30g　焦神曲30g　焦麦芽30g　萹蓄15g

　　　柴胡10g　赤芍10g　滑石15g　陈皮10g

　　　郁金10g　车前子20g

12月5日二诊 患者自觉症状明显改善，偶有右肋部隐痛，余无不适，舌质红、苔净，左手脉弦细。查肝功能，Bil微量，GPT 490U，TTT 13U。

辨证：湿热已清，肝阴不足。

治法：养血柔肝，滋阴安神。

处方：当归10g　白芍15g　生地黄13g　何首乌20g

　　　丹参13g　益母草15g　黄精10g　牡丹皮10g

　　　女贞子13g　天冬15g　麦冬15g　泽泻13g

　　　云茯苓13g　柴胡6g　郁金10g

12月20日三诊　患者睡眠转佳，胁痛仍作，左手脉弦细数，肝功能恢复缓慢，仍守前方将剂量增大。

处方：当归13g　白芍20g　生地黄15g　熟地黄15g

　　　何首乌30g　丹参13g　益母草15g　女贞子13g

　　　黄精13g　白术13g　云茯苓13g　柴胡10g

　　　郁金10g

1980年1月20日四诊　患者食欲睡眠好，肝区痛缓，体力已恢复正常，舌苔净，面色红润，脉搏较前有力。查肝功能已有明显恢复，Bil微量，GPT 210U，TTT 10U。带药出院，仍以养阴滋肾、疏肝养血为主拟巩固方。

处方：当归10g　白芍15g　生地黄10g　熟地黄10g

　　　何首乌20g　丹参13g　柴胡10g　益母草15g

　　　黄精13g　天冬15g　麦冬15g　白术15g

　　　云茯苓13g　郁金10g　女贞子13g　川楝子15g

　　　香附10g

【按语】本例患者临床症状不多，但肝功能恢复缓慢，从舌红少津无苔、失眠、脉弦细等征象，辨证为肝阳不足，着重以养血柔肝为主进行治疗，重用何首乌、熟地黄、女贞子、黄精、天冬、麦冬等培阴养血滋肾。由于患者患病周期长，内脏受损较重，不可能在短时间内康复，但在服药期间精神面貌、眠食二便基本正常，无严重不良反应，故守方观察，历时2个月肝功能逐渐恢复，体力亦日渐康复。

例32

曹某，男，19岁，学生，病历号：79798，入院日期：1980年8月2日。

主诉：乏力、纳差10天，尿黄1周。

现病史：近10天来自觉乏力，纳差，食量由原来每天1斤减至5~6两，厌油伴恶心，有2次喷射性呕吐，均为进食物。近1周尿似浓茶，上腹部胀痛，大便不畅。查尿三胆（＋）特来我院。

查体：皮肤微黄，无蜘蛛痣，巩膜轻度黄染，腹平软。肝上界第六肋间，肋下1.5cm、剑下3.5cm，有轻压痛，脾未及，移动性浊音（－），下肢无浮肿。查肝功能，Bil 7.8mg%，GPT 772U，TTT 20U，HBsAg（＋）。

初步诊断：急性传染性肝炎（黄疸型）。

8月4日一诊 患者黄疸深，胃脘胀满，呕逆不思饮食，胃痛拒按，今晨鼻衄1次，小便深黄，大便排解不畅，舌质红、苔厚腻，脉弦数。

辨证：湿热蕴结，水谷停积。

治法：宽中消导，清化湿热。

处方：茵陈30g　郁金10g　金钱草20g　栀子10g
　　　　瓜蒌30g　黄连10g　车前子20g　枳壳13g
　　　　酒大黄6g　滑石15g　藿香15g　佩兰15g

8月13日二诊 患者自住院来病情未能得到控制，黄疸继续上升，消化道症状稍减轻，二便欠畅，舌苔白厚腻，脉沉濡，患者思想负担重，忧虑病好不了。复查肝功能：Bil 20mg%，GPT 708U，TTT 18U。

辨证：湿象偏盛，中焦失运。

治法：芳香化湿，宽中消导。

处方：茵陈30g　郁金10g　金钱草15g　砂仁10g
　　　藿香13g　佩兰13g　大腹皮13g　法半夏10g
　　　枳壳10g　瓜蒌30g　云茯苓13g　陈皮10g
　　　青皮10g　山楂30g　神曲30g　麦芽30g
　　　车前子20g　生姜3片

8月20日三诊 患者湿象渐化，中满、恶心、胃痛等症均见轻减，小便增多，色浅，大便欠畅，舌苔白腻，脉弦濡。患者症情已见顿挫，继续芳化宽中、利湿通降。

处方：茵陈30g　金钱草20g　栀子13g　大腹皮10g
　　　大腹子10g　厚朴13g　车前子30g　黄连10g
　　　砂仁10g　瓜蒌30g　元明粉10g　枳实10g
　　　茯苓13g

8月27日四诊 患者黄疸已见明显消退，呕恶止，略思饮水，食欲尚差，疲乏少力，舌苔白腻，脉濡细。查肝功能，Bil 10.8mg%，GPT 412U，TTT 20U。

辨证：湿邪已化，脾胃欠调。

治法：健脾调胃，清化余邪。

处方：茵陈30g　金钱草15g　白术13g　云茯苓13g
　　　焦薏苡仁15g　枳壳10g　厚朴花13g

姜半夏 10g　　大腹皮 10g　　佩兰 15g　　郁金 10g

扁豆花 15g　　车前子 20g　　柴胡 6g

9 月 4 日五诊　患者黄疸继续消退，胃纳转佳想进荤食，食后感觉脘腹胀满，舌边缘有齿痕，舌苔净，脉细。查肝功能，Bil 4.6mg%，GPT 308U，TTT 17U。

辨证：湿邪化解，脾虚胃弱。

治法：健脾调胃，养血和肝。

处方：茵陈 30g　　金钱草 15g　　白术 13g　　云茯苓 13g

　　　枳壳 10g　　焦薏苡仁 15g　党参 13g　　姜半夏 10g

　　　神曲 15g　　车前子 20g　　泽泻 10g　　大腹皮 13g

　　　丹参 13g　　柴胡 10g　　当归 10g　　赤芍 10g

9 月 20 日六诊　患者黄疸基本消退，精神体力逐渐恢复，食量增多，晚间睡眠不喜盖被，心烦急，脉有弦象，舌质红、少津。查肝功能，Bil 2.7mg%，GPT 217U，TTT 16U。

辨证：病后阴虚，肝阳上亢。

治法：滋阴平肝，清热除烦。

处方：当归 10g　　赤芍 10g　　生地黄 10g　　牡丹皮 13g

　　　栀子 10g　　麦冬 20g　　竹叶 10g　　连翘 15g

　　　云茯苓 13g　玉竹 15g　　黄连 10g　　白术 13g

　　　泽泻 10g　　山楂 20g　　神曲 20g　　麦芽 20g

　　　茅根 15g

患者带上方出院。11 月份复查肝功能：Bil 微量，GPT 142U，TTT 3U。因患者过去有肝炎史，蛋白电泳检查 γ 球蛋白高达 25.3，确诊为慢性活动性肝炎。

【按语】本例患者住院后黄疸急剧升高，服药控制不满意,主要由于患者不注意节食,虽恶心呕吐仍乱吃水果荤食。后来患者症状转重,精神过度紧张,经过耐心劝解方安下心来。本例抓住舌苔白腻、不思饮食、呕逆、脉濡细等特征,辨证为湿象偏盛、中焦失运,治疗采取边清化边消导的办法,使胃肠宿滞清除、湿邪化解。治疗湿象盛的患者,切记少用苦寒之剂,应以淡渗、温燥为主,还要加用疏气之剂,以加强胃肠的气化功能。患者最后虽出现阴虚症状,有躁烦现象,但这是虚火,不是实火,只加强滋阴即可消除。

例 33

王某,女,57 岁,主妇,病历号:76893,入院日期:1975 年 7 月 6 日。

主诉:发热、纳差 2 个月,眼黄、尿黄十余天。

现病史:发热 2 个月,最高达 40℃,伴有纳差恶心,继之腹泻日下十余次,三四天后好转,十余天后发现眼黄、尿黄,全身疲懒不适。院外查肝功能,Bil 1.8mg%,GPT 500U,TTT 13U。诊断为肝炎特来我院。

查体:患者神清,面无光泽,消瘦,巩膜、皮肤轻至中度黄染,左臂有 1 颗蜘蛛痣,肝掌(+),心前区可闻Ⅱ级收缩期吹风样杂音,腹平软,无压痛。肝上界第六肋间,肝在肋下 1cm、剑下 3cm,质中,脾厚 2cm、质硬,无移动性浊音和下肢水肿。

初步诊断:慢性活动性肝炎,早期肝硬化。

患者住院后先用西药治疗,10 天后因症状增多,黄疸继续上升,邀中医会诊。

7月18日一诊 患者黄疸加深，Bil 由入院时 8.9mg% 升至 18.2mg%，肢体明显消瘦；大便溏泻，日 3～4 次，色深黄，便时稍有腹痛；小便为浓茶色，烦急不思饮。舌红，无苔，左手脉弦数，右手脉细数。

辨证：肝胆湿热，木克脾土。

治法：清肝利胆，扶脾和中。

处方：黄连 10g　龙胆草 6g　赤芍 10g　茵陈 30g

茯苓 13g　泽泻 10g　白术 15g　栀子 10g

车前子 20g　牡丹皮 10g　金钱草 15g

7月30日二诊 患者病情稳定，精神食欲尚可，周身瘙痒，黄疸尚深，舌脉同前。依前法加入凉血解黄之味。原方加白鲜皮 15g，败酱草 15g，蒲公英 15g。

8月6日三诊 患者黄疸见消退，腹泻减为每天 2～3 次，身痒仍作，舌质红少苔，左手脉弦象渐缓。查肝功能：Bil 15.6mg%，GPT 322U，TTT 13U。

治法：清肝凉血，扶脾健运。

处方：牡丹皮 13g　栀子 10g　赤芍 10g　生地黄 13g

白术 15g　云茯苓 13g　泽泻 10g　萹蓄 15g

蒲公英 15g　木香 10g　茵陈 30g　六一散 15g

白鲜皮 15g　金钱草 15g

8月20日四诊 患者黄疸明显消退，下肢有轻度浮肿，低烧，舌质淡红，脉细数。查肝功能，Bil 4.4mg%，GPT 392U，TTT 13U。

辨证：邪退正虚，脾阳不足。

治法：养血和肝，补气健脾。

处方：当归 10g　白芍 15g　益母草 15g　五味子 20g

　　　白术 15g　党参 15g　云茯苓 13g　山药 15g

　　　干姜 3g　桂枝 6g　茵陈 30g　泽泻 10g

　　　萹蓄 15g

9 月 12 日五诊　患者黄疸基本消退，汗出多，乏力，低烧，两手脉细数，舌质淡红、无苔少津。查肝功能，Bil 1.95mg%，GPT 464U，TTT 11U。

辨证：气阴两伤，肝脾两虚。

治法：补气养血，柔肝扶脾。

处方：当归 10g　白芍 15g　熟地黄 20g　五味子 30g

　　　炙黄芪 15g　党参 13g　白术 15g　云茯苓 13g

　　　首乌藤 30g　银柴胡 10g　地骨皮 13g　桂枝 5g

　　　浮小麦 15g　生牡蛎 15g

10 月 10 日六诊　患者黄疸基本消退，体力见复，低烧、自汗均止，睡眠差，有时心悸，胁痛，舌质淡红而润，脉弦细数。查肝功能，Bil 1.4mg%，GPT 180U，TTT 15U。带药出院，拟巩固方如下。

处方：当归 13g　白芍 15g　熟地黄 20g　五味子 30g

　　　党参 15g　炙黄芪 20g　白术 15g　炙甘草 10g

　　　首乌藤 30g　云茯苓 13g　桂枝 5g　山药 15g

　　　牡蛎 15g　川楝子 13g　酸枣仁 15g

【按语】本例患者虽属湿热阳黄，但须辨清热在肝胆不在脾胃，症状突出表现为烦急、舌质红、左手关脉弦数，舌苔不厚，右脉细数，食欲可。在治疗上以清肝利胆为主，稍佐扶脾和中，虽经过 10 天黄疸不退，但症状未增，病情稳定，仍守原方加入凉血解毒之剂。服药 1 周后黄疸开始下降，原方继服，黄疸明显消退，但邪退后出现脾虚水湿内停，以致下肢浮肿，之后又出现心悸、自汗、低烧等气阴两伤征象，这是因为患者本身年纪较大，邪退正虚阴阳失调，稍加调理即逐渐恢复。

例34

孙某，男，55 岁，工人，病历号：77732，入院日期：1979 年 11 月 19 日。

主诉：食欲不振，乏力，尿黄 9 天，巩膜发黄 3 天。

现病史：1979 年 11 月 10 日开始食欲不振，食量锐减，上腹胀满发堵，大便稀、色黄、每天 2 ~ 3 次，全身乏力。在友谊医院检查肝功能异常，特来我院。

查体：患者巩膜、皮肤轻度黄疸，无蜘蛛痣，肝上界第五肋间，肋下及边，剑下 3cm，质软，触痛不明显，脾未触及。

初步诊断：急性黄疸型肝炎。

住院第 1 周未服中药，后因腹泻频繁，邀中医会诊。

11 月 27 日一诊　患者黄疸深，脘满堵闷，呃逆腹胀，大便溏泻、日5 ~ 6次，不思饮水，食欲差，肠鸣不痛，舌质淡、苔白滑，脉沉濡。查肝功能，Bil 9.5mg%，GPT 696U，TTT 13U。

辨证：寒湿中阻，肝胃失和。

治法：温中化湿，疏肝调胃。

处方：紫苏梗10g　柿蒂10g　姜黄10g　白术15g
　　　　云茯苓13g　薤白10g　丁香5g　枳壳10g

　　川厚朴 13g　　大腹皮 10g　　木香 10g　　车前子 20g

　　茵陈 30g　　生姜 3 片　　大枣 3 枚

12 月 3 日二诊　患者服药后呃逆胀满均解，腹泻次数亦减，食欲稍振，脉象转弦，舌苔仍白腻。查肝功能，Bil 3.7mg%，GPT 644U，TTT 11U。继续原法加减。

　　处方：柴胡 10g　　姜黄 10g　　姜半夏 10g　　陈皮 13g

　　　　　云茯苓 13g　　薏苡仁 15g　　茵陈 30g　　栀子 10g

　　　　　泽泻 10g　　萹蓄 15g　　通草 6g　　白术 15g

　　　　　柿蒂 10g　　薤白 10g　　生姜 3 片　　大枣 3 枚

12 月 17 日三诊　患者黄疸明显消退，肝功能亦见好转，体力弱，舌红，无苔，脉细。查肝功能：Bil 1.9mg%，GPT 121U，TTT 13U。

辨证：邪退正虚，肝阴不足。

治法：养血柔肝，扶脾调胃。

　　处方：当归 10g　　白芍 15g　　生地黄 10g　　白术 15g

　　　　　麦冬 20g　　云茯苓 13g　　党参 13g　　玉竹 15g

　　　　　薏苡仁 15g　　姜黄 10g　　吴茱萸 10g　　山药 15g

　　　　　生姜 3 片　　大枣 3 枚

1980 年 1 月 17 日四诊　患者肝功能已恢复正常，为了增强体力巩固治疗效果，再拟养血扶脾之剂调补。查肝功能，Bil 微量，GPT 107U，TTT 9U。

　　处方：党参 15g　　白术 15g　　云茯苓 13g　　当归 10g

　　　　　白芍 15g　　吴茱萸 10g　　山药 15g　　菟丝子 13g

　　　　　川续断 15g　　桑寄生 15g　　熟地黄 20g　　丹参 13g

　　　　　首乌藤 30g　　酸枣仁 10g

【按语】本例患者为寒湿型肝炎，由于寒湿伤胃，中焦运化失常，阳气不得上升，而致脘腹胀满、呃逆呕吐、腹泻频频。根据舌质淡，苔白滑，脉沉濡而确定为寒湿中阻、胃失和降，投以温中化湿之剂，症状迅速消失。但本例与寒湿困脾型肝炎有别，寒湿困脾型肝炎主要病机在"脾阳不升"，表现为无食欲、不思饮、疲乏无力、脉细少力；而本例则胃部症状突出，胃脘闷堵、呃逆等，脉象亦较有力，在临床时必须仔细鉴别方不致误。患者后期出现阴伤征象，给予养血和肝、扶脾养胃之剂以资巩固。

例35

朱某，男，33岁，干部，病历号：76734，入院日期：1979年6月11日。

主诉：肝功异常2年，最近纳差、乏力明显。

现病史：自1977年患肝炎，2年来肝功能异常，但症状不多，最近感觉乏力，纳差兼有恶心，曾吐过1次为胃内容物，厌油腻，右季肋部疼痛，大便正常，肝功能GPT偏高特来我院。

查体：患者周身皮肤无黄染，左手背有1颗不典型蜘蛛痣，面色稍晦暗，巩膜无黄染，舌质红，苔白厚。腹平软，肝上界第六肋间，肝肋下及边，剑下4cm，质中，叩击痛（-），脾未及，腹水和水肿（-）。查肝功能，Bil 1.6mg%，GPT 668U，TTT 11U。诊断为慢性活动性肝炎。

6月16日一诊 患者轻度黄染，面色尚红润，腹满食欲欠振，乏力，夜眠欠佳，大便隔日1行，小便少，舌红，苔白厚。

　　辨证：湿热郁结，运化失职。

　　治法：清化湿热，宽中消导。

　　处方：茵陈30g　　郁金10g　　栀子10g　　大腹皮13g

　　　　　秦皮10g　　白头翁15g　黄连10g　　黄柏10g

　　　　　酒大黄6g　　车前子20g　蒲公英15g　枳壳10g

　　　　　焦山楂20g　焦神曲20g　焦麦芽20g

　　6月26日二诊　　患者黄疸已退，中脘渐畅，食欲增加，脉来和缓，舌苔尚厚，宿滞未清，继续清化。查肝功能，GPT 438U，TTT 5U。

　　处方：茵陈30g　　郁金10g　　白术10g　　云茯苓13g

　　　　　陈皮13g　　薏苡仁15g　枳壳10g　　大腹皮10g

　　　　　酒大黄6g　　焦神曲15g　滑石15g　　甘草3g

　　7月11日三诊　　患者一般情况好，有时肝区痛，眠食均佳，二便正常；肝剑下3cm，质硬。复查肝功能，Bil微量，GPT 283U，TTT 9U。

　　辨证：湿热已消，肝络瘀滞。

　　治法：舒肝通络，软坚化瘀。

　　处方：当归10g　　赤芍10g　　生地黄10g　莪术10g

　　　　　王不留行15g　鸡血藤15g　益母草15g

　　　　　丹参13g　　佛手13g　　香附10g　　郁金10g

　　　　　柴胡6g　　　鳖甲15g

　　8月1日四诊　　患者一般情况好，一切正常，面色转红润，肝区偶有隐痛，肝在剑下1.5cm，较入院时肿大渐消；舌质红，苔薄白，脉来和缓有力。查肝功能，Bil微量，GPT

142U，TTT 2U。准予出院。

【按语】本例患者临床症状不多，先从清化湿热以消退黄疸和解除消化道症状。不过患者身体素质差，在用药上，采用宽中消导的缓剂，湿热清后继用活血软坚之剂疏通血脉，以消肝脏的炎症。不过由于患者体质虚弱，在用药选方时亦应考虑正虚的问题，不宜施用猛剂以策安全。

在治疗慢性肝炎时，往往患者凝血机制不好，有出血倾向，在治疗时为了疏通血脉又不得不用攻伐活血药品，这是一个矛盾，在处理时需仔细考虑，全面安排，方不致误。

例36

许某，女，40岁，工人，病历号：65766，入院日期：1975年11月14日。

主诉：胃脘疼痛2周，尿黄、眼黄1周。

现病史：患者2周前胃痛且呕吐1次，腹泻1天（6～7次水样便），7天后出现尿黄、眼黄，进食后感觉胃脘胀满，皮肤瘙痒。来院查肝功能，Bil 7.8mg%，GPT 686U，TTT 15U。诊断为肝炎收入院。

查体：T 36.5℃，P 76次/分钟，R 19次/分钟，BP 140/110mmHg；巩膜中度黄染，皮肤未见出血点、蜘蛛痣；肝上界第六肋间，腹平软，肝肋下3cm、剑下3cm，脾于肋下及边；腹水（－），下肢不肿。

初步诊断：慢性迁延性肝炎。

住院后先用西药治疗，症情继续发展，黄疸升至29.6mg%，诊断为肝内梗阻，以淤胆型肝炎可能性大，加用激素治疗。静点激素后黄疸明显消退，食欲亦有增进，但患者素有高血压史，最近每于静点后感觉心慌，心率 104 次/分，有低血糖表现，邀中医会诊。查肝功能，Bil 16.4mg%，GPT 383U，TTT 9U。

12 月 25 日一诊 患者静点完起床时突然感觉头晕、心慌、脉细、面色萎黄，舌质淡，苔白腻，脉细数，手足冷，心慌约十分钟可自行缓解，但仍乏力头昏。

辨证：心阳不足，气阴两伤。

治法：补气养血，通阳开痹。

处方：人参 10g　当归 10g　生地黄 13g　石菖蒲 10g
　　　炒附子 3g　炙甘草 10g　郁金 10g　白芍 15g
　　　白术 15g

12 月 30 日二诊 患者服上方后仍有小发作，但程度较前减轻，时间亦缩短，仍感头昏气短、乏力，舌质淡，脉细。在原方中加炙黄芪 20g、熟地黄 20g。复查肝功能：Bil 4.4mg%，GPT 292U，TTT 5U。

1976 年 1 月 25 日三诊 患者体力大见恢复，心慌气短不明显，在活动后偶有心悸，稍休息即可缓解，脉细，夜眠欠实，食欲较前增加。复查肝功能：Bil 微量，GPT 132U，TTT 3U。

辨证：心脾虚亏，气血两虚。

治法：补气养血，平肝安神。

处方：当归 10g　白芍 15g　生地黄 15g　熟地黄 15g
　　　益母草 13g　党参 15g　炙黄芪 20g　白术 15g
　　　龙眼肉 10g　炙甘草 10g　云茯苓 13g

酸枣仁 10g　　远志 10g　　首乌藤 30g

此方服半月后复查肝功能：Bil 微量，GPT 90U，TTT 6U。准予出院，嘱继服乌鸡白凤丸和人参归脾丸以资补养。

【按语】本例患者在静点激素后出现低血糖症状，中医诊察辨证认为其是阴虚阳亢，在高黄情况下迅速退黄，邪退正虚，出现心阳不足的虚脱现象。中药用补气温阳强心救速之剂，甚合病机，不仅虚脱症状迅速消失，同时也加快了肝功能恢复的进程，看来肝功能恢复与患者机体强弱是有密切关系的。特别是服用激素的患者，由于糖类物质代谢较快，内脏供给不足，常会出现阴阳失调的现象，在激素使用量开始减少时，应严密观察阴阳气血的变化，方可保证不发生反跳或阴阳失调等不良情况。

例 37

孙某，女，教师，42 岁，病历号：79720，入院日期：1981 年 1 月 14 日。

主诉：恶心、纳差、乏力 1 个月，眼黄、尿黄两周。

现病史：1980 年 7 月至 9 月曾因肝炎在我院住院治疗，出院后在家休息未上班。自 11 月份以来，患者逐渐出现恶心、纳差、乏力、皮肤瘙痒，伴低烧（37 ~ 37.5℃）。近半月发现眼黄、尿黄，夜间睡后大汗淋漓，醒来极度乏力，来院查肝功酶偏高，近 1 周黄染加重，恶心不能进食。复查肝功能：Bil 7.4mg%，GPT 772U，TTT 8U。收入院。

查体：T 37.4℃，P 82 次/分钟，R 20 次/分钟，BP 186/68mmHg。精神弱，皮肤巩膜中度黄染，四肢及躯干皮肤有褐色斑块状色素沉着。肝上界在第五肋间，肋下、剑下未触清，无叩击痛，脾肋下1.5～2cm；质软，腹平软，腹水征（－），下肢无浮肿。

初步诊断：慢性活动性肝炎。

患者住院时未用中药治疗，10天后由于黄疸急剧升高，症状不缓解，邀中医会诊。

1月23日一诊 患者黄疸中度，烦急，恶热不欲盖被，口渴，多汗，口干苦，大便结燥，鼻衄，舌淡红，苔干厚粗糙，脉弦细。查肝功能：Bil 17.4mg%，GPT 732U，TTT 10U。

辨证：阴虚血燥，湿热不清。

治法：滋阴凉血，清解湿热。

处方：茵陈30g 金钱草20g 生地黄15g 牡丹皮13g

地骨皮15g 玄参13g 白茅根20g 麦冬30g

知母10g 黄柏10g 泽泻10g 熟大黄10g

水牛角20g

1月28日二诊 患者黄疸明显下降，烦急恶热感减少，肝伤仍重，汗出多，食欲差，大便欠爽；舌淡红，苔干厚，脉细数。查肝功能，Bil 8.3mg%，GPT 476U，TTT 6U。继续敛阳止汗，生津复液。

处方：沙参20g 麦冬30g 玄参15g 生地黄15g

牡丹皮13g 地骨皮13g 白芍15g 浮小麦15g

茵陈30g 金钱草20g 山药15g 女贞子13g

熟大黄10g 白茅根20g 石斛13g

2月10日三诊 患者还有少量黄疸，食欲渐增，每天可进食5两，夜眠仍有盗汗，但较前减少很多，气短乏力、心烦畏热现象已去，舌淡红口干，脉细数少力。复查肝功能：Bil 3.5mg%，GPT 134U，TTT 5U。

辨证：气阴两伤，营卫失和。

治法：补气养血，调和营卫。

处方：白芍 20g　桂枝 3g　麦冬 20g　炙甘草 10g

炙黄芪 20g　沙参 20g　山茱萸 10g　白术 15g

生地黄 15g　熟地黄 15g　地骨皮 13g

首乌藤 30g　云茯苓 13g　山药 15g　牡蛎 15g

2月24日四诊　患者夜间盗汗已大减，津伤渐复，食欲增至每天6~7两，稍感头昏，夜眠多梦；舌转红，脉细数。复查肝功能：Bil 1.8mg%，GPT 154U，TTT 5U。继续补气养血滋阴安神。

处方：当归 10g　白芍 15g　生地黄 15g　熟地黄 15g

茺蔚子 15g　丹参 13g　麦冬 20g　党参 15g

炙黄芪 20g　炙甘草 10g　白术 15g　首乌藤 30g

云茯苓 13g　川续断 15g　桑寄生 15g

生牡蛎 15g　浮小麦 15g

3月5日五诊　患者黄疸已退，体力亦渐恢复，饮食二便正常，夜眠盗汗止，有梦，不耐劳累。复查肝功能：Bil 微量，GPT 115U，TTT 2U。准予出院，拟滋补气血之方回家调养。

处方：当归 13g　白芍 15g　生地黄 15g　熟地黄 15g

茺蔚子 15g　党参 15g　炙黄芪 20g　白术 15g

炙甘草 10g　首乌藤 30g　酸枣仁 15g

川续断 15g　丹参 20g　麦冬 30g　柏子仁 13g

【按语】本例患者在住院初期，由于没有认真辨证，只从黄深、口渴等症状即给常规退黄合剂中药治疗，结果黄疸不退，反而上升，当时症状虽有烦急、恶热、口渴、思饮等热的征象，但舌质淡红、脉弦细、夜眠出汗、不喜盖被等，均非实热，乃阴虚生内热的假象。这与阳明腑实是截然不同的，阳明腑实舌质红苔黄厚、大便燥、脉实有力，相比之下是容易鉴别的。此种虚证切不可用苦寒通降之法，必须用甘寒滋润之法来调解。运用滋润剂要注意舌质的变化和食欲大便情况，防止滋腻过甚影响胃纳与吸收，总之要掌握好阴阳平衡。本例患者在中医治疗过程中先大力增阴复液，后又补阳扶脾，目的均在调节阴阳，只有阴平阳秘才能精神乃治。

例38

何某，男，28岁，干部，病历号：78925，入院日期：1981年4月23日。

主诉：因体力反复异常两年余，近1月加重而住院。

现病史：患者1978年发病，1980年3月复发，曾在我院住院44天，1980年11月肝功能又异常。患者近来食欲不振，乏力，肝区痛。诊断为慢性活动性肝炎收入院。

既往病史：5年前做过心脏室间隔修补术。

查体：神清，皮肤、巩膜黄染，蜘蛛痣（＋）；心律齐，未闻杂音；腹平软，肝上界第六肋间，肋下未及，剑下3～4cm，质软偏中，脾肋下1cm，质软；腹水征（－），下肢浮肿（－）。查肝功能，Bil微量，GPT 720U，TTT 13U。

住院后先用西药治疗，1周后出现黄疸，消化道症状加重，邀中医会诊。

5月12日一诊 患者黄疸明显，恶心呕逆，大便干，不思饮，乏力，脘腹胀满，小便色深如浓茶，舌淡红，苔厚腻，脉弦细。查肝功能：Bil 8.2mg%，GPT 616U，TTT 16U。

辨证：湿热不消清，中焦失运。

治法：芳化利湿，宽中消导。

处方：茵陈30g　郁金10g　金钱草15g　栀子10g
　　　黄柏10g　茯苓13g　车前子20g　藿香10g
　　　佩兰10g　半夏10g　砂仁10g　大腹皮10g
　　　滑石15g

5月25日二诊 患者黄疸渐消退，呕逆已止，胃纳每天6两，口干不思饮，精神弱，有时心烦，舌红，少苔，脉弦细。查肝功能：Bil 5.5mg%，GPT 456U，TTT 16U。

辨证：邪退正虚，脾虚胃弱。

治法：扶脾渗湿，宽中健运。

处方：茵陈30g　郁金10g　金钱草15g　茯苓13g
　　　白术15g　薏苡仁15g　姜半夏10g　厚朴花13g
　　　枳壳10g　大腹皮10g　陈皮10g　佩兰13g

6月15日三诊 患者黄疸继退，肝胃运化力弱，不敢多进饮食，手足心热，舌苔白厚，脉细。查肝功能，Bil 2.7mg%，GPT 139U，TTT 13U。继续扶脾健脾，佐以宽中消导。

处方：茵陈30g　郁金10g　金钱草15g　鸡内金10g
　　　枳壳10g　茯苓13g　薏苡仁15g　焦白术15g
　　　白扁豆13g　焦神曲15g　炒麦芽15g
　　　炒谷芽15g　车前子20g　党参15g　泽泻10g

当归 10g　益母草 15g

7 月 4 日四诊　患者黄疸消退，脾胃运化能力增强，仍感口干，食欲差，不耐劳累，脉细弱，仍属元气未复之故。查肝功能：Bil 微量，GPT 122U，TTT 5U。准予出院，回家继续服补气养血生津之剂以恢复体力。

处方：当归 10g　白芍 15g　党参 15g　麦冬 20g

炙甘草 10g　生地黄 10g　益母草 15g

云茯苓 10g　五味子 20g　白术 15g　山药 15g

陈皮 10g

【按语】本例患者的特点是湿象偏盛，但由于患者在前几年做过心脏修补术，2 年来肝功能反复异常，体质虚弱、舌质淡红、口干不思饮、脉细均为虚证的指征。在清化积湿时要照顾脾胃和津液，在湿邪祛后，更要增加扶脾补气之剂，以改善食欲，增强患者自身的恢复能力。治疗过程中要避免使用苦寒药，对于这种类型的患者，用药以甘湿较为适宜，利湿应以淡渗为主，必要时可以酌加肉桂、附子，以增强温阳化气作用。

例 39

白某，男，17 岁，学生，病历号：79904，入院日期：1980 年 8 月 16 日。

主诉：肝功异常两年，恶心、纳差、尿黄 10 天。

现病史：患者自 1978 年患乙型肝炎，2 年来 GPT 常有波动。1980 年 8 月 6 日始尿黄，食欲减退，伴恶心。在外院查肝功能，Bil 5.7mg%，GPT 500U↑，HBsAg（＋）。

查体：神清，皮肤、巩膜中度黄染，左手前臂有一蜘蛛痣；肝上界第六肋间，肝肋下 3cm、剑下 7.5cm，质中；脾大，肋下 3cm，质中；腹平坦，腹水征（-），双下肢无浮肿。

患者住院后先用西药治疗，10 天后黄疸加深，消化道症状转重。查肝功能，Bil 10.1mg%，GPT 720U，TTT 20U↑。邀中医会诊。

8 月 27 日一诊 患者黄疸深，食欲不振，恶心，乏力，夜晚失眠，苔白腻，脉弦细。

辨证：中焦失运，湿热蓄积。

治法：宽中化湿，健脾调胃。

处方：茵陈 30g 郁金 10g 金钱草 15g 茯苓 13g

姜半夏 10g 枳壳 10g 大腹皮 13g 全瓜蒌 30g

黄连 10g 白术 13g 泽泻 10g 车前子 20g

佩兰 15g

9 月 15 日二诊 患者黄疸渐退，食欲增加，脘腹转畅，体力弱，乏力，夜晚失眠，脉细数。查肝功能：Bil 2.7mg%，GPT 568U，TTT 20U。

辨证：脾虚胃弱，肝血不足。

治法：扶脾健运，养血安神。

处方：党参 13g 白术 13g 云茯苓 13g 薏苡仁 15g

当归 10g 白芍 15g 生地黄 10g 益母草 13g

首乌藤 30g 酸枣仁 13g 陈皮 13g 稻芽 15g

合欢花 15g

10 月 3 日三诊 患者黄疸继续下降，体力在恢复中。患者头部受过外伤，经常感觉头昏，肝脾尚大。患者自己提出出院要求，拟调补方带药回家调理，在养血利肝剂中加入活血软坚之味，以消肝脾。出院时复查肝功能：Bil 1.95mg%，GPT 270U，TTT 20U。

处方：党参15g　白术15g　云茯苓13g　薏苡仁15g

当归10g　白芍15g　生地黄10g　熟地黄15g

益母草15g　王不留行15g　莪术10g

铁树叶10g　丹参13g　首乌藤30g

【按语】本例患者虽为少年，但从脉象舌苔症状表现分析为"湿偏盛"。湿之所以产生有两种因素，一为久居湿地，或喜食生冷酒醴肥甘；二为生活紊乱饥饱失宜或忧郁肝气不舒，均可影响脾胃之运化而生湿。患者为学生，正值青春壮年，故患湿证考虑与先天不足、后天失养有关，肝脾肿大、经常头晕均可证明其机体素弱。本例患者在治疗过程中以健脾化湿为主，只有增补脾阳才能导湿下行，才能促进食欲增加营养，以达到保护肝脏、恢复体力之目的。在其出院所带方剂中加入活血软坚之品，意在消肝脾之肿症以巩固治疗效果。

例40

侯某，男，48岁，干部，病历号：65813，入院日期：1974年11月21日。

主诉：肝功能异常2年多，眼黄、尿黄2周。

现病史：患者平素有胃病史，1972年曾有上腹部痉挛性疼痛，伴恶心呕吐，当时查肝功能（GPT 400U），经治疗好转，以后曾多次反复，GPT徘徊在200～300U之间。近1个月来患者食欲明显减退，近两周发现尿黄，巩膜亦黄。查肝功能 Bil 2.4mg%，GPT 500U，TTT 17U。诊断为黄疸性肝炎特来我院。

查体：皮肤、巩膜轻度黄染，无蜘蛛痣和出血点，腹平软；肝界在第五肋间，肝肋下未及，剑下 2cm，质软，触痛（＋），脾未及，腹水及下肢浮肿（－）。查肝功能，Bil 4.4mg%，GPT 686U，TTT 23U。诊断为慢性活动性肝炎。

12 月 6 日一诊　患者轻度黄疸，中脘闷堵，食欲不振，自汗，口干；舌淡红，苔无，有瘀斑；左手关脉弦数，右关濡细。

辨证：阴虚肝旺，消化不良。

治法：滋阴平肝，扶脾健运。

处方：当归 10g　白芍 15g　生地黄 10g　牡丹皮 10g

　　　泽泻 10g　云茯苓 13g　女贞子 13g　山药 13g

　　　柴胡 10g　郁金 10g　牡蛎 15g　麦冬 20g

　　　玉竹 15g　首乌藤 30g

12 月 20 日二诊　患者黄疸基本消退，出汗亦减，阴伤欠复口唇干，不思饮，眠差；舌红少津，苔白厚，脉弦细。查肝功能：Bil 1.2mg%，GPT 210U，TTT 28U。

辨证：肝肾阴虚，脾虚胃弱。

治法：滋补肝肾，健脾调胃。

处方：当归 10g　白芍 15g　生地黄 13g　麦冬 20g

　　　玉竹 15g　牡丹皮 10g　泽泻 10g　女贞子 13g

　　　金樱子 13g　川续断 15g　山药 13g　云茯苓 13g

　　　首乌藤 30g

1975 年 1 月 15 日三诊　患者有微量黄疸，阴伤渐复，出汗减少，有时牙痛，夜眠少寐，大便秘结，欠畅，舌微红，较润。查肝功能：Bil 微量，GPT 108U，TTT 15U。继续依前法治疗。

原方加黄精13g、牡蛎15g、菟丝子10g。

2月17日四诊 患者一般情况好，眠食均佳，出汗止，舌津见复，偶有牙龈出血，脉细较前有力。查肝功能：Bil 微量，GPT 96U，TTT 11U。准予出院，拟巩固方回家调理。

处方：当归10g　白芍15g　　生地黄13g　　熟地黄13g

　　　白茅根15g　黄精13g　　玉竹15g　　　女贞子13g

　　　旱莲草15g　麦冬20g　　牡蛎15g　　　首乌藤30g

　　　白薇10g

【按语】本例针对患者舌质红无苔、自汗、脉细、左关脉弦等特点，辨证为肝肾阴虚、脾虚胃弱，基本上以六味地黄丸为主，酌加养血安神之味，由于辨证符合症情，收效较快。

在运用滋阴剂时要防止"滋腻"过多影响脾胃运化，如出现食欲不振、恶心胸闷等征象时可加入芳香化湿之品，如砂仁、豆蔻、陈皮、枳壳、稻芽、佩兰等以佐之。

例41

张某，女，39岁，工人，病历号：72338，入院日期：1977年5月20日。

主诉：右季肋部疼痛6年，近日疼剧伴有乏力而入院。

现病史：患者自1971年开始乏力，右季肋及上腹剑突下偏左处疼痛，痛时出冷汗，数年来发作过数次，常发低烧，并出现心慌气短，心率最快时可达140次/分，曾做心电图检查，结论为窦性心动过速。2周前曾因心慌晕倒过1次。

查体：T 37.1℃，P 88 次/分，BP 90/60mmHg。皮肤、巩膜无黄疸，重病容，心率 88 次/分，律整，各瓣膜无明显杂音。腹软，肝肋下 2cm、剑下 3.5cm，质软，脾未及，下肢无浮肿。检查肝功能指标正常。

初步诊断：无黄疸型肝炎，心慌原因待查，神经官能症，器质性心脏病。

患者住院后先用西药治疗，10 天后因症状不缓解邀中医会诊。

5 月 31 日一诊 患者面色苍白无华，手足厥逆，心悸自汗，头晕失眠，例假量多，舌质淡，苔白腻，脉细数少力。查肝功能，Bil 微量，GPT 72U，TTT 3U，血色素 11.5g/dL。

辨证：气血两虚，心脾虚亏。

治法：补气养血，强心安神。

处方：党参 15g　炙黄芪 20g　当归 13g　熟地黄 20g

　　　炙甘草 10g　白术 15g　酸枣仁 13g　何首乌 30g

　　　白芍 15g　茯苓 13g　阿胶 15g　五味子 30g

　　　麦冬 20g

6 月 10 日二诊 患者服上方后觉心慌出汗大见好转，睡眠尚差，口干、乏力，食欲差，舌质淡红，苔白腻，口干不思饮，脉细数。原方加增阴复液之味，山茱萸 10g、远志 10g。

7 月 1 日三诊 患者面色转红润，心慌自汗基本停止，体力亦见恢复，准予出院，拟巩固方。

处方：党参 15g　炙黄芪 20g　白术 15g　云茯苓 20g

　　　炙甘草 10g　山茱萸 13g　桂枝 6g　当归 13g

　　　白芍 15g　麦冬 30g　五味子 30g　首乌藤 30g

酸枣仁 13g　　棕榈炭 15g　　旱莲草 15g　　阿胶 20g

【按语】本例患者肝炎症状不多，心脾虚亏症状明显，诊断为心脏病证据不足，中医四诊辨证认为其是气血两虚，必须大补气血才能缓解症状。处理这病例，要注意追问致虚的根源，亦即中医所谓治病必求其本，治疗重点要放在"补漏"，不要忙于补虚，"漏洞"不堵住单凭补虚是徒劳无功的。致虚的因素很多，如出血、排汗、低烧、腹泻、失眠、夜尿频、梦遗滑精等。本例患者由于长期例假紊乱，失血过多，伴有自汗、低烧等以致造成心脾虚亏、气阴两伤。治疗首先从敛汗止血调经入手，兼用补气养荣、强心安神之剂调治，经过 1 个月的治疗，患者心悸自汗低烧均减，之后又大力补气养血，恢复体力，2 个月基本痊愈出院。

例 42

李某，男，46 岁，技术员，病历号：74555，入院日期：1980 年 7 月 31 日。

主诉：肝功能持续异常 4 年，近半年来感乏力。

现病史：患者患肝病 4 年，1978 年曾因肝功能异常住我院。1979 年 11 月开始，GPT 波动在 200～300U 之间、HBsAg（＋），在我院门诊治疗，效果不佳，GPT 升至 500U 以上，HBsAg 为 1：128，收住院。

查体：患者神清，皮肤、巩膜未见黄疸，肝掌（＋），腹平软；肝上界第五肋间，肝在肋下 2cm、剑下 2.5cm，质中偏硬，叩击痛（－），脾未及，腹水（－），下肢不肿。

初步诊断：慢性迁延性肝炎。

患者住院后先用西药治疗，因肝功能不见好转约中医治疗。

8月20日一诊 患者面色萎黄，唇舌红赤少津，主诉肝区痛，烦急，夜眠多梦，食欲一般，舌娇嫩，苔薄白，脉弦数，因久病不愈忧心忡忡，顾虑很大。入院时查肝功能，Bil微量，GPT 594U，TTT 20U↑；现在查肝功能，GPT 644U，TTT 20U↑。

辨证：阴虚肝旺，心脾虚亏。

治法：滋阴平肝，养血安神。

处方：生石决明30g　白芍15g　茯苓15g　牡丹皮13g
　　　云茯苓13g　焦薏苡仁15g　白术13g　玉兰10g
　　　佛手13g　香附10g　首乌藤30g　丹参13g
　　　柴胡6g

8月30日二诊 患者一般情况趋向好转，睡眠安，肝区痛减，脉仍有弦象。复查肝功能有好转，GPT 186U，TTT 14U，依原方继进。

9月24日三诊 患者临床症状基本消失，睡眠大有好转，情绪稳定，脉平和。查肝功能基本正常（Bil微量，GPT 115U，TTT 12U，HBsAg 1：64），达到出院标准，拟巩固方。

处方：石决明30g　白芍15g　蚤休13g　生地黄10g
　　　女贞子13g　云茯苓13g　白术15g　当归10g
　　　首乌藤30g　柴胡6g　郁金10g　佛手13g

【按语】本病由于精神紧张、心脾虚亏所致，治疗以镇静平肝、养血安神为主。应劝患者消除疑虑，安心静养，服药后符合病机，症状逐渐消失，肝功能亦随之恢复，最后在巩固方中加入滋阴补肾之剂，目的在于培阴以制阳，达到阴阳平衡之目的。

例43

吴某，男，27岁，工人，病历号：72277，入院日期：1981年1月11日。

主诉：肝功能持续异常3年，尿黄、纳差半个月。

现病史：患者于1977年5月患急性肝炎，HBsAg（＋）在我院住院治疗，出院后1个月肝功能又异常，3年来GPT波动在500U左右。近半月来，恶心纳差，呕吐，伴尿黄，周身乏力，近3~4天眼黄，全身皮肤黄染。查肝功能：GPT 500U↑，TTT 14U，Bil 6mg。诊断为慢性活动性肝炎收入院。

查体：神清，精神稍弱，全身皮肤、巩膜中度黄染，面色晦暗，无肝掌、出血点及蜘蛛痣，腹平软。肝上界第五肋间，肝肋下及边，剑下未及，质软，压痛（－），叩痛（＋），脾侧位及边，质中，腹水征（－），双下肢无浮肿。

患者入院后先用西药治疗，症情继续发展，黄疸急剧上升，最高达23mg%，肝脾较入院时缩小，一度考虑为亚急性重型肝炎，加用激素治疗，经过积极治疗，症情得到顿挫，但后因肝功能恢复缓慢，邀中医会诊。

2月21日一诊 患者面容晦暗无光泽，黄疸中度，食欲尚可，乏力，不耐劳累，稍事活动即心慌手颤汗出不已，舌红，苔干厚少津，脉细数。查肝功能：Bil 7.8mg%，GPT 249U，TTT 20U。

辨证：肝肾阴虚，脾虚胃弱。

治法：滋补肝肾，扶脾健运。

处方：当归 10g　白芍 15g　熟地黄 20g　益母草 13g

　　　茯苓 13g　炙甘草 10g　党参 15g　牡蛎 15g

　　　天冬 10g　麦冬 10g　炙黄芪 20g　肉苁蓉 10g

　　　女贞子 13g　首乌藤 30g

3 月 14 日二诊　患者精神食欲好转，残黄在消退中，脉尚弱，有畏寒感。查肝功能，Bil 2.3mg%，GPT 134U，TTT 13U。

治法：补气养血，滋补肝肾。

处方：当归 13g　白芍 15g　生地黄 15g　熟地黄 15g

　　　肉苁蓉 10g　白术 15g　云茯苓 15g　金钱草 15g

　　　益母草 15g　茵陈 3g　党参 15g　炙黄芪 20g

　　　丹参 13g　郁金 10g

3 月 28 日三诊　患者面色转红润，体力已见恢复，出汗减少，心悸手颤均减，仍有少量残黄。查肝功能，Bil 1.2mg%，GPT 192U，TTT 13U。继续依原法治疗。

4 月 14 日四诊　患者一般情况好，黄疸微量，体力渐恢复，肝功能已接近正常，激素逐渐减量，每天 1.5 片。查肝功能，Bil 微量，GPT 204U，TTT 9U（患者抽血前两天患感冒）。

辨证：气血虚损，肝肾不足。

治法：补气养血，滋肾安神。

处方：当归 10g　白芍 15g　熟地黄 20g　黄精 15g

　　　肉苁蓉 10g　枸杞子 13g　菟丝子 13g　白术 15g

　　　茯苓 15g　女贞子 13g　川续断 15g　酸枣仁 13g

　　　首乌藤 30g

4月28日五诊 患者一般情况好，无多主诉，面色红润，睡眠稍差，余无不适，脉和缓有力，舌质红润苔净。查肝功能，Bil 微量，GPT 142U，TTT 8U。准予出院，出院后继服上方以资巩固。

【按语】本例患者住院后病情一度恶化，经西药积极治疗症情得到控制，但元气大伤。中医参加治疗后，积极以滋阴补阳方法大力扶正，从而促进元气恢复。针对患者的症情表现和脉象舌苔，辨证为肝肾阴虚、脾虚胃弱是正确的。本此诊断立法施治，一方面滋阴养血，保护肝脏组织，一方面扶脾健运，以促进食欲增加营养，另外在激素开始减量时，及时加入补肾阳药物，以防止反跳。

处理这类病例时，要注意鉴别"阳虚"与"阴虚"，古人说得很明确，"阴虚生内热""阳虚生外寒"。凡是有畏寒，自汗，短气，口淡无味，喜温热，脉微细，舌质淡，苔白滑润等皆属阳虚典型症状；凡是发热，烦急，口干，喜冷饮，盗汗，舌质红无苔或少苔少津，脉弦数等皆属阴虚的典型症状。本患者肝肾阴虚是主要矛盾，脾气不足是由于长期食欲不振，营养供给不足，脾胃中气耗伤所致，主要治疗重点是滋补肝肾佐以扶脾调胃。经过两个月的中西医结合治疗，使患者元气逐渐恢复，肝功能亦基本正常而出院。出院后追踪复查至8月中旬，复查肝功能：Bil 微量，GPT 106U，TTT 3U。患者无明显症状，体力已基本恢复正常。

例44

饶某，男，55岁，干部，病历号：82657，入院日期：

1981 年 7 月 29 日。

主诉：乏力、纳差、尿黄 5 天。

现病史：患者 5 天前突然发热达 40℃，同时伴有乏力、腹胀、食欲不振，按感冒处理无效，后查尿三胆（+），特来我院。查肝功能：Bil 11.9mg%，GPT 720U，TTT 2U。收住院。

查体：T 37.5℃，P 76 次/分，R 14 次/分，BP 130/90mmHg。患者形体消瘦，面色晦暗，神清；肝在肋下 1.5cm、剑下 4cm，质中，表面光滑，无压痛，脾右侧位及边。

8 月 1 日一诊 患者黄疸深，面色晦暗，脘次满闷，食欲不振，不思饮水，小便短赤，大便灰白，舌淡，苔白厚而腻，脉濡细。查肝功能：Bil 17.8mg%，GPT 800U，TTT 20U↑。

辨证：中焦失运，水湿内停。

治法：芳香化湿，宽中利水。

处方：藿香 15g　佩兰 15g　郁金 10g　金钱草 20g

茵陈 30g　厚朴 13g　云茯苓 13g　大腹皮 13g

苍术 10g　白术 10g　枳壳 10g　清半夏 10g

车前子 30g

8 月 8 日二诊 患者黄疸渐退，胃纳转佳，舌质淡，苔白腻，脉弦细。复查肝功能：Bil 12.9mg%，GPT 未查。依原法治疗。

处方：茵陈 30g　郁金 10g　茯苓 13g　白术 13g

薏苡仁 15g　陈皮 13g　厚朴 13g　大腹皮 10g

金钱草 20g　车前子 20g　泽泻 10g　木香 10g

8 月 22 日三诊 患者黄疸已消退大半，饮食增加，小便色浅，大便转黄，舌淡，苔净，脉弦细。查肝功能：Bil 4.0mg%，GPT 360U，TTT 11U。

辨证：湿邪已化，脾气欠复。

治法：扶脾健运，宽中导滞。

处方：茵陈30g　郁金10g　金钱草15g　柴胡10g

秦皮10g　黄连10g　黄柏10g　白头翁15g

云茯苓13g　泽泻10g　木香10g　熟大黄6g

冬瓜皮15g　厚朴10g

9月5日四诊　患者黄疸少量，疲乏少力，面色萎黄，舌灰白，苔净，脉细数。复查肝功能：Bil 2.1mg%，GPT 256U，TTT 6U。

辨证：邪退正虚，脾虚胃弱。

治法：健脾调胃，补气养血。

处方：当归10g　白芍15g　益母草15g　丹参13g

白术15g　党参15g　云茯苓13g　薏苡仁15g

半夏10g　陈皮10g　神曲13g　茵陈30g

金钱草15g　郁金10g

9月17日五诊　患者面色转红润，精神食欲好，舌转淡红，苔净，脉尚细。肝肋下1cm、剑下3cm。上方基础上加入活血通络之味，以消肝肿胀。

处方：当归10g　赤芍13g　益母草15g　丹参13g

白术15g　党参15g　云茯苓13g　神曲13g

三棱10g　莪术10g　茵陈30g　栀子10g

王不留行15g　金钱草15g

10月5日六诊　患者还有少量残黄，舌质红，脾胃运化好,食欲、二便正常,大便色黄,肝在肋下及边、剑下2.5cm。查肝功能,Bil 1.2mg%,GPT 128U,TTT 3U。依前方继进。

处方:当归10g　赤芍10g　白芍10g　生地黄13g
　　　熟地黄13g　丹参13g　莪术10g　三棱10g
　　　焦山楂30g　焦神曲30g　焦麦芽30g　泽泻10g
　　　白术10g　云茯苓13g　党参15g　黄芪20g

【按语】本例患者西医诊断为梗阻性黄疸,中医辨证为中焦失运、水湿内停。邪实与正虚同时存在,邪实表现在黄疸、中焦堵闷胀满,正虚表现在舌质淡、脉濡细。中医治疗先从化湿利胆退黄入手,湿邪化解后继以宽中导滞以清胃肠间的积垢,最后转入扶正、健脾调胃。患者一度出现邪退正气不足征象,经加强补气养血扶脾,很快得到纠正。患者肝脏肿大,在处方中酌加活血化瘀之味。本例患者虽属梗阻性黄疸,但脾虚症状明显,正虚不能使用泻剂,开始以芳化利湿,继之宽中消导,均未用骏猛泻剂。运用中药时要有整体观念,绝不能只凭化验指标而随意用药,否则可能损伤脾胃正气,延长治疗时间。

例45

佟某,男,66岁,工人,病历号:79759,入院日期:1980年7月30日。

主诉:食欲不振,尿黄7天,眼黄3天。

现病史:患者10天前发热,畏寒,乏力,烧退后出现恶心、厌油、纳差等消化道症状,继之小便发黄、眼黄、皮肤瘙痒，在首都医院检查尿三胆阳性，查肝功能 GPT 443U、TTT 18U。诊断为肝炎转来我院。

查体：T 37.1℃，P 90 次/分钟，R 24 次/分钟，BP 140/90mmHg。患者发育正常，营养中等，神清，皮肤、巩膜中度黄疸；心率快，律齐，未闻病理性杂音；肝上界第四肋间，肝肋下 11cm、剑下 15cm，质硬，压痛（＋），脾未及，腹软，下肢浮肿（－）。

患者住院后先用西药治疗，并做各项检查以明确诊断，住院后查肝功能 Bil 11mg%，GPT 720 U，TTT 20U。10 天后再查肝功能，Bil 23.2mg%，GPT 746 U，TTT 20U。患者除黄疸增深外，饮食尚可，各项检查亦未发现占位性病变。初步诊断为慢性黄疸型肝炎。邀中医会诊。

8 月 10 日一诊 患者黄疸深，脘腹痞满，两肋胀痛，大便每天一行，量少，小便短赤，舌红，苔白厚，脉弦数。

辨证：肝郁气滞，中焦失运。

治法：舒肝解郁，宽中消导。

处方：茵陈 30g　栀子 10g　牡丹皮 10g　赤芍 10g

佛手 10g　柴胡 10g　郁金 10g　大腹皮 10g

香附 10g　山楂 30g　神曲 30g　麦芽 30g

莱菔子 13g　车前子 20g　蒲公英 15g　酒大黄 5g

8 月 21 日二诊 患者黄疸渐消退，脘腹渐畅，饮食增加，舌红，苔白厚，脉弦数。查肝功能，Bil 14.7mg%，GPT 568U，TTT 18U。

辨证：湿热未消，中焦失运。

治法：清化消导，利胆退黄。

处方：茵陈 30g　郁金 10g　金钱草 15g　茯苓 13g

　　　砂仁 10g　枳壳 10g　瓜蒌 20g　车前子 20g

　　　酒大黄 5g　泽泻 10g　蒲公英 15g　大腹皮 13g

　　　滑石 15g

8 月 23 日三诊　患者消化道症状基本消失，黄疸继续消退，唯血压偏高，头晕，肝大消散缓慢。复查肝功能：Bil 7.4mg%，GPT 520U，TTT 13U。

辨证：阴虚阳亢，肝郁血瘀。

治法：清肝潜阳，活血化瘀。

处方：茵陈 30g　郁金 13g　金钱草 15g　云茯苓 13g

　　　大腹皮 3g　白花蛇舌草 15g　马鞭草 10g

　　　铁树叶 10g　牛膝 10g　丹参 13g　王不留行 15g

　　　夏枯草 15g　莪术 10g　丹参 13g

9 月 10 日四诊　患者黄疸继续消退，头晕渐减，肝大亦有所消减。复查肝功能：Bil 4.3mg%，GPT 386U，TTT 11U。BP 130/80mmHg，肝在肋下 7.5cm、剑下 9.5cm。继原治法治疗。

处方：茵陈 30g　郁金 10g　金钱草 15g　云茯苓 13g

　　　白花蛇舌草 15g　莪术 10g　王不留行 15g

　　　丹参 13g　夏枯草 15g　菊花 10g　马鞭草 10g

　　　铁树叶 10g　牛膝 13g　牡丹皮 13g

9 月 21 日五诊　患者黄疸基本消退，血压平衡，肝大继续在消减，肝功能已达出院标准，准予带药出院。

处方：当归 10g　赤芍 13g　马鞭草 10g　生地黄 10g

　　　泽兰 13g　莪术 10g　铁树叶 10g　王不留行 15g

丹参 13g　蚤休 13g　夏枯草 15g　生石决明 30g

牛膝 10g　牡丹皮 13g　女贞子 13g　三棱 10g

出院时查肝功能，Bil 1.4mg%，GPT 180U，TTT 7U；BP 正常，肝在肋下 5.5cm、剑下 7.5cm。最后诊断为慢性活动性肝炎。

【按语】本例患者初住院时因其发病急骤，肝大表面不平坦，诊断不明确，后来除外了占位性病变，因其黄疸急剧上升，邀中医会诊。患者当时以高黄，中焦痞满，辨证为湿热型，兼肝郁气滞脾失健运，立法采取清热利湿、宽中消痞的方法，10 天后黄疸即消退一半，之后鉴于患者血压高、肝大，在湿热清后即加入活血化瘀和降压潜阳药物，以消肝肿降血压。

消肿药物必须与活血解毒药物并用方能有效，在运用时要针对患者体质，体实的可用本例使用的攻破剂，还可加用红花、桃仁、土鳖虫等；体虚者要掌握药物配伍和剂量，还可以适当加用养血之剂，如生地黄、益母草、白芍、阿胶等，有出血倾向的更应密切观察，可佐以白茅根、旱莲草、藕节等以策安全。

例 46

相某，男，39 岁，工人，病历号：76559，入院日期：1979 年 5 月 17 日。

主诉：患肝炎 5 年，近 1 个月来恶心厌油，纳差，乏力明显。

现病史：患者 5 年前普查时发现肝功能异常，但因症状不明显而继续工作；去年开始乏力，食欲不振，尿黄，曾住院治疗；今年4月底又感乏力、尿黄、纳差，在院外查肝功能，GPT 415U，TTT 16U，Bil 6mg%。患者去年曾做过胃修补术。

查体：患者巩膜轻度黄疸，面色稍暗，肝掌（＋），面部及前臂各有1颗蜘蛛痣；肝上界第五肋间，肋下2cm、质中，剑下触诊不满意，脾肋下1cm、质中，腹不胀，上腹部有垂直切口瘢痕，长约8cm，无腹水。

初步诊断：慢性活动性肝炎。

5月19日一诊 患者面容消瘦欠红润，食欲不振，口干不思饮，夜眠多梦，大便次频，乏力，肝区隐痛，头晕，舌绛红无苔，边有瘀斑；左手脉弦数，右手脉细数。患者已病5年，做过胃修补手术，长期在野外作业，体力消耗较重。

辨证：阴虚肝旺，木克脾土。

治法：滋阴平肝，健脾调胃。

处方：当归10g　赤芍10g　白芍10g　生地黄10g

　　　柴胡10g　郁金10g　珍珠母30g　云茯苓13g

　　　黄精10g　泽泻10g　炒麦芽15g　炒谷芽15g

　　　六一散15g　首乌藤30g

5月31日二诊 患者服上方后睡眠和食欲有改进，胃脘感胀满呃逆，排气少。此气机不畅之故，在上方基础上加入调整气机之味。复查肝功能：Bil 1.2mg%，GPT 414U，TTT 18U。

处方：柴胡10g　郁金10g　瓜蒌20g　川厚朴10g

　　　木香10g　旋覆花10g　赤芍10g　莱菔子13g

　　　当归10g　大腹皮10g　玉竹15g　首乌藤30g

石斛 10g　乌药 13g

6月28日三诊　患者服上方后排气爽快，腹胀减轻，食欲增加，夜眠仍有梦，出盗汗，此阴伤之故。查肝功能：Bil微量，GPT 315U，TTT 15U。在原方中加入敛汗之味。

处方：柴胡 10g　当归 10g　白芍 15g　何首乌 30g
　　　郁金 10g　麦冬 20g　石斛 13g　木香 10g
　　　生地黄 13g　乌药 10g　山药 15g　合欢花 15g
　　　生牡蛎 15g

7月26日四诊　患者出汗减少，腹胀亦轻，思饮，舌红无苔，脉细数。胃阴渐复，脾气未充。查肝功能，GPT 270U，TTT 13U。继续滋阴扶脾，养血安神。

处方：当归 10g　白芍 15g　党参 15g　焦白术 15g
　　　山药 15g　玉竹 15g　麦冬 20g　焦薏苡仁 15g
　　　石斛 13g　远志 13g　乌药 10g　首乌藤 30g

8月29日五诊　患者体力逐渐恢复，症状基本消失，夜眠梦止，眠食均佳，舌红，有少量薄白苔，阴伤见复，脉细数少力。复查肝功能：Bil微量，GPT 198U，TTT 9U。继续养血和肝，补气健脾。

处方：当归 10g　白芍 15g　肉桂 5g　党参 13g
　　　白术 13g　山药 15g　薏苡仁 15g　炙黄芪 20g
　　　石斛 13g　麦冬 20g　乌药 15g　炙甘草 10g
　　　首乌藤 30g　生姜 2片　大枣 5枚

【按语】本例患者由于病期长，素有十二指肠溃疡史，做过胃部修补术，机体气血津液消耗较重，中医会诊后，首先针对"阴虚肝旺、木克脾土"的症情，拟定滋阴平肝、健脾调胃的治疗方案，经过一段时间的治疗肝阴渐复；之后又在方剂中加入理气消胀之品，以调整气机，改善食欲；最后大力补气扶脾以收全功。

本例患者有胃肠溃疡史，用药时要避免使用苦寒药物，多用甘寒药物以滋阴复液，用甘温药物以扶脾调胃，这样处理可以增加食欲和加强脾胃的运化能力。口干不思饮是慢性肝炎常见的症状之一，这种症状是脾阳虚胃阴虚的表现，我们用石斛、麦冬增补胃阴，用白术、山药、党参等补气扶阳，使机体脾胃生化功能逐渐恢复。

例 47

郭某，男，16 岁，学生，病历号：76845，入院日期：1979 年 6 月 29 日。

主诉：肝功能异常 17 天，乏力、纳差、尿黄 2 周。

现病史：患者 1979 年 6 月 16 日感觉乏力，食欲不振，恶心，同时发现尿黄和眼黄。在我院查肝功能，Bil 6.7mg%，GPT 746U，TTT 5U。诊断为病毒性肝炎收入院。

查体：T 37.5℃，P 72 次/分钟，R 18 次/分钟，BP 132/86mmHg。神清，发育、营养中等，面色稍暗，巩膜中度黄疸，左手背有两个可疑蜘蛛痣，右侧腮腺稍肿大，腹平软无压痛；肝上界第五肋间，肋下未及、剑下 1cm，质稍硬，压痛不明显，脾侧位及边，腹水征（－），下肢无水肿。

初步诊断：慢性活动性肝炎。

7 月 2 日一诊 患者黄疸中度，面色晦暗，精神弱，食欲不振，舌苔黄厚腻，舌质淡红，脉濡，不思饮，脘腹胀满，恶心，二便欠畅。查肝功能，Bil 10.8mg%，GPT 438U，TTT 6U。

辨证：湿象偏盛，中焦失运。

治法：芳化利湿，宽中消导。

处方：藿香10g　佩兰10g　云茯苓13g　苍术10g

白术10g　陈皮10g　厚朴10g　砂仁10g

大腹皮13g　茵陈30g　半夏10g　枳壳10g

车前子20g

7月12日二诊　患者胃纳见增，呕逆减，仍不思饮水，黄疸未见消退，舌淡，苔白腻，脉濡细。

辨证：寒湿困脾，中焦失运。

治法：温阳化湿，宽中利水。

处方：茵陈30g　白术15g　云茯苓13g　泽泻10g

桂枝5g　附片3g　车前子20g　陈皮10g

厚朴13g　大腹皮10g　枳壳10g　法半夏10g

7月20日三诊　患者湿象见化，食欲转佳，小便量明显增多，黄疸有消退趋势，舌仍淡，苔转薄，脉有弦象，原方继进。

7月29日四诊　患者黄疸已见退，食欲改善，仍不思饮水，舌质转红，脉稍有弦象，大便干，隔日1行。复查肝功能：Bil 7.8mg%，GPT 308U，TTT 2U。在原方基础上加入健脾活血之味。

处方：茵陈30g　郁金10g　金钱草15g　白术15g

茯苓15g　附子3g　车前子20g　桂枝5g

猪苓13g　半夏10g　益母草13g　当归10g

8月10日五诊 患者黄疸已明显消退，感觉疲乏少力，两手脉细数，手足稍冷，舌淡红。查肝功能，Bil 2.9mg%，GPT 192U，TTT 2U。

辨证：邪退正虚，气血两虚。

治法：补气养血，扶脾调胃。

处方：茵陈30g 郁金10g 金钱草15g 桂枝5g
　　　白术13g 云茯苓13g 党参13g 焦薏苡仁15g
　　　炙黄芪15g 陈皮13g 当归10g 赤芍10g
　　　红茜草10g

8月25日六诊 患者一般情况好，黄疸基本消退，体力亦见恢复。复查肝功能：Bil 1.4mg%，GPT 90U，TTT 5U。肝功能已达出院标准，拟巩固方回家继续服用。

处方：茵陈30g 郁金10g 金钱草15g 当归10g
　　　生地黄10g 赤芍10g 车前子20g 白术15g
　　　党参13g 炙黄芪15g 益母草13g 神曲15g
　　　陈皮13g 丹参13g 云茯苓13g 泽兰13g

【按语】本例患者为寒湿困脾型肝炎，其特点是舌质淡、不思饮、脉濡细，此类病例与湿偏盛型肝炎容易混淆。寒湿困脾型肝炎黄疸进展快，呕恶胸满等消化道症状不如湿象盛的患者明显，只是表现沉默困倦乏力而已。

治疗时附子、桂枝的剂量不宜太多，前者最大量不得超过6g，后者最大剂量不可超过10g，可以佐以生姜、半夏、苍术等辛燥之品，以清化湿邪。另外要注意观察舌质、舌苔及脉搏的变化，舌质转红、脉搏有弦象即可开始将桂枝、附子减量，苔腻象减退说明湿邪已化，可以稍加通降消导，使毒邪从大便中排出，后期出现正虚现象，可酌加补气养血之剂，以恢复体力和元气。

本患者出院后追踪复查，情况一直良好，1年后元气完全恢复，澳抗转阴。复查肝功能：Bil 微量，GPT 40U，TTT 4U，HBsAg（-）。

例48

张某，男，40岁，工人，病历号：70487，入院日期：1977年9月9日。

主诉：肝功能异常伴乏力半年，近3个月来加重。

现病史：患者1976年患急性肝炎曾在我院住院，治疗出院后，肝功能指标3个月后又逐渐上升，近半年 GTP 一直在500U 以上，TTT 在 10U 左右，伴有乏力、食欲不振、腹胀等症状，近3个月来上述症状加重。

查体：T 37℃，P 72次/分钟，R 20次/分钟，BP 144/96mmHg。患者营养发育一般，神清，巩膜无黄染，肝上界第五肋间，肝脾未及，腹软，上腹部压痛（±），肝区叩击痛（±），下肢无浮肿。诊断为慢性活动性肝炎。

住院后查肝功能，Bil 微量，GPT 529U，TTT 21U。先用西药治疗收效不满意，肝功能恢复慢，临床症状不见缓解，至1978年2月下旬邀中医会诊。

1978年2月2日一诊 患者面色晦暗无华，长期来食欲不振，乏力，睡眠差，口干不思饮，舌质淡红，无苔，舌体胖大，两手脉细数无力。查肝功能，GPT 594U，TTT 10U，Bil 微量。

辨证：脾肾两虚，水湿不行。

治法：健脾温肾，渗湿利水。

处方：白术 15g　云茯苓 13g　焦薏苡仁 15g

肉苁蓉 10g　大腹皮 13g　泽泻 10g　车前子 30g

冬瓜皮 15g　木香 10g　肉桂 6g　党参 15g

生姜皮 3g

3月16日二诊　患者食欲稍有增加，食后脘腹胀满，大便不畅，腿膝酸软。在上方基础上加疏导气机之味。

处方：焦白术 15g　云茯苓 13g　焦薏苡仁 15g

厚朴 13g　莱菔子 13g　柴胡 6g　川郁金 10g

木香 10g　大腹皮 13g　陈皮 10g　郁李仁 10g

桂枝 6g

3月31日三诊　患者服上方后尚合病机，感觉脘腹舒畅，食欲增加，脉尚细。

辨证：气机渐调，脾肾正气未复。

治法：扶脾健运，滋肾化湿。

处方：党参 15g　白术 15g　云茯苓 13g　焦薏苡仁 15g

枳壳 10g　当归 10g　白芍 15g　桂枝 6g

莱菔子 13g　柴胡 10g　姜黄 10g　木香 10g

萹蓄 15g　车前子 20g

4月12日四诊　患者食欲明显好转，体力亦渐恢复，夜眠差。查肝功能，Bil 微量，GPT 204U，TTT 8U。在上方中加入安神之味，加首乌藤 30g、枸杞子 10g、炙黄芪 15g、川续断 13g，去姜黄、木香、枳壳。

4月20日五诊　患者临床症状不多，体力已见恢复，睡眠有好转，脉有力，舌质转红。复查肝功能已基本恢复正常，Bil 微量，GPT 173U，TTT 9U。准予出院，拟巩固方。

处方：当归 10g　白芍 15g　云茯苓 13g　焦白术 13g

薏苡仁 15g　党参 13g　炙黄芪 20g　远志 10g

首乌藤 30g　炙甘草 10g　香附 10g　菟丝子 10g

枸杞子 15g　川续断 15g

【按语】本例患者由于机体耗伤较重，肝功能全面损害，中医辨证为邪实正虚。邪实表现在气机不畅运化失职，致停湿不行呃逆腹胀；正虚表现在脾气不升，肾不化气，致食欲不振，腰酸乏力。本着先祛邪后扶正的原则，先以疏导气机、健脾利湿的方法治疗，经过一段时间的治疗水湿渐消、肝气渐舒即转入健脾温肾，由于处理得当，患者病情和肝功能逐渐好转。从本例可以看出，降酶不一定用清热解毒的方法，关键在于辨证，脏腑调和，运化功能恢复，肝脏功能自能恢复。

例 49

段某，女，31 岁，运动员，病历号：64234，入院日期：1974 年 5 月 25 日。

主诉：肝功能持续异常，食欲不振 9 个月。

现病史：患者由于工作紧张劳累，感觉全身乏力、纳差，在 1973 年 8 月查肝功能异常，经治疗症状见缓解，但肝功能不见恢复，故从山西来京治疗。

查体：患者巩膜轻度黄染，腹软平坦，肝可及边，脾未触及，下肢无浮肿。

初步诊断：慢性迁延性肝炎。

入院后查肝功能损害较重，Bil 4.8mg%，GPT 658U，TTT 30U。先用西药治疗，十余天后复查 Bil 升至 8.9mg，症状亦不见缓解，邀中医会诊。

6月7日一诊 患者中度黄疸，胃脘有灼热感，胸满堵闷，午后低热，舌苔白厚，舌质红，脉弦实。

辨证：肝胃失和，湿热蓄积。

治法：舒肝调胃，宽中开痞。

处方：茵陈 30g　栀子 10g　黄连 6g　瓜蒌 30g

枳实 10g　郁金 10g　泽泻 10g　车前子 20g

焦山楂 20g　焦神曲 20g　焦麦芽 20g

大腹皮 13g　青皮 10g　陈皮 10g　柴胡 10g

6月21日二诊 患者低热已退，中焦痞满亦大见缓解，黄疸消退，纳差，舌苔薄白，脉弦细。复查肝功能：Bil 2.7mg%，GPT 244U，TTT 30U。

辨证：湿热渐消，肝脾失和。

治法：清解余热，舒肝调胃。

处方：柴胡 6g　赤芍 10g　当归 10g　益母草 13g

郁金 10g　牡丹皮 13g　栀子 10g　茯苓 13g

焦山楂 30g　焦神曲 30g　焦麦芽 30g　陈皮 10g

枳壳 10g　白术 10g　泽泻 10g　车前子 15g

茵陈 30g　猪苓 13g

7月20日三诊 患者黄疸基本消退，饮食正常，睡眠差，感觉乏力，面色欠红润，唇舌色淡，脉搏少力。查肝功能，Bil 1.2mg%，GPT 132U，TTT 30U。

辨证：邪退正虚，气血两伤。

治法：养血柔肝，补益心脾。

处方：当归10g　白芍15g　熟地黄15g　白术15g
　　　党参15g　远志10g　何首乌30g　益母草15g
　　　云茯苓13g　炙甘草10g　阿胶20g　合欢花20g
　　　酸枣仁13g

8月30日四诊　患者经改用补剂后，体力渐恢复，面色转佳，胃纳好，大便不干，舌苔不厚，脉搏较前有力，唯例假2个月未来潮。在原方中加入活血通经之味。复查肝功能：Bil微量，GPT 84U，TTT 22U。

上方中加红花10g、丹参13g、泽兰13g。

9月15日五诊　患者例假来潮，血量不多，色淡，稍感腹酸，眠食正常，脉搏和缓有力，舌尖红，口干苦。查肝功能，Bil微量，GPT 72U，TTT 15U。拟补益方以养血柔肝、滋阴扶脾为主。

处方：当归10g　白芍15g　生地黄13g　熟地黄13g
　　　女贞子13g　枸杞子13g　川续断15g
　　　桑寄生15g　莱菔子15g　阿胶15g　白术15g
　　　云茯苓13g　党参15g　首乌藤30g　炙甘草10g
　　　麦冬20g

【按语】慢性肝炎特点即是邪实正虚同时存在，此例患者初治时中满症状重，黄疸上升，经治疗后湿热清解，黄疸迅速消退，随即出现正虚症状，经改用补剂，很快使气血津液得到恢复，肝功能亦逐渐恢复，最后例假不来潮，亦属血虚之故，只有加强滋阴养血，水到渠成，稍加活血调经之品癸水即至。此患者返回山西后继续保持通信治疗，2个月后肝功能完全正常。

例50

段某，男，48岁，工人，病历号：90650，入院日期：1983年12月23日。

主诉：肝功异常3个半月。

现病史：患者1983年9月因心脏病在北医三院治疗，住院期间，查肝功GPT 629U、TTT 13U，同时伴有乏力、腹胀，但无消化道症状和出血倾向，二便正常。12月8日复查肝功能：GPT 500U，TTT 17U。按肝炎来我院治疗。

查体：T 36.3℃，P 54次/分钟，R 14次/分钟，BP 120/80mmHg。患者营养发育中等，神清精神佳，无黄疸、出血点、蜘蛛痣，肝掌（±）。心脏位于右侧，心界不大，心率54次/分钟，期前收缩。腹软，腹水征（－），下肢不肿。

初步诊断：慢性活动性肝炎；冠心病。

患者住院后先用西药治疗，肝功能未见明显消退。至1984年1月9日，患者夜间出现心绞痛，当天查肝功能：Bil微量，GPT 308U，TTT 14U。邀中医会诊。

1月9日一诊 患者两手脉缓慢而细，时刻感觉胸闷气短，发作时自汗，胸间闷痛，舌淡。心率48～52次/分钟。

辨证：心阳不振，血液瘀滞。

治法：宽胸开痹，活血化瘀。

处方：人参10g　　郁金10g　　石菖蒲10g　　当归10g

　　　　红花10g　　鸡血藤15g　　瓜蒌20g　　薤白10g

　　　　赤芍10g　　丹参13g　　炮附子1g

1月19日二诊 患者服药后心率增速，达到60次/分，感觉胸间舒畅，呼吸平顺，诊脉仍有结代现象，每分钟1~2次。依前方将附子改为1.5g、丹参15g，加生地黄10g。

1月26日三诊 患者脉搏较前有力，面色转红，心率增至60次/分钟，肝功能仍不见明显恢复。继续以养血和肝、补气助阳之法调治。

处方：当归10g　赤芍10g　白芍10g　生地黄13g

　　　人参10g　瓜蒌20g　薤白10g　红花10g

　　　丹参13g　附子1.5g　郁金10g　石菖蒲10g

　　　炙甘草10g　鸡血藤15g

2月10日四诊 患者脉搏有力，夜眠差，脉细，舌质红，心率62次/分。查肝功能，GPT 252U，TTT 12U。

辨证：气血两虚，心肾不交。

治法：养血安神，滋肾补心。

处方：当归10g　白芍15g　生地黄15g　熟地黄15g

　　　丹参13g　益母草15g　附子1g　炙甘草10g

　　　党参15g　云茯苓13g　酸枣仁13g　柏子仁10g

　　　首乌藤30g

2月22日五诊 患者面色红润，精神、食欲、睡眠均佳，心率60~64次/分，自觉呼吸顺畅，脉搏有力无结代。复查肝功能：GPT 80U，TTT 9U，Bil微量。准予出院。

【按语】本例患者系心阳虚，由于阳虚推动力弱，脉细少力，心率缓慢，在外院住院多日未能解决，服用中药第一疗程，感觉呼吸转佳，但心率仍有间歇，后将附子剂量增大，心率即维持在60次/分左右，而且面色转红，脉搏有力。

中药附子有剧毒，使用时须谨慎，但此药对阳虚病例确有起死回生之效。用于治疗心脏衰竭病例，配合以活血通经、宽胸开闭确有疗效，不过用时剂量要掌握好。舌质淡、脉细、苔白滑而润，这三项是诊断阳虚寒证的最主要指征。但舌质转红、手足厥冷转温即须停用。

例51

邵某，男，58岁，工人，病历号：74331，入院日期：1978年5月8日。

主诉：胃纳差，尿黄1年余，近3个月来加重。

现病史：患者自1977年3月开始自觉口苦，食欲减退，尿色黄，仍坚持工作，症状半年余不缓解，至11月份到医院检查，发现肝功能明显异常，诊断为肝炎在门诊治疗。近3个月来症状加重，食欲差，恶心厌油明显，尿色深如浓茶，下腹部胀满，皮肤瘙痒，查肝功能，Bil 7.8mg%，GPT 798U，TTT 28U。收住院。

查体：患者神清，面色暗黄，巩膜、皮肤中度黄染，皮肤有抓痕，肝掌（＋），心房有力未闻杂音，腹软；肝肋下3cm、剑下4cm，质硬，表面光滑，脾未及，肝上界第五肋间，肝区有叩击痛，腹水（－），下肢不肿。

初步诊断：慢性活动性肝炎，肝硬化。

5月9日一诊 患者中度黄疸，口苦思冷饮，脘腹胀满，食欲不振，舌质红苔白厚，脉弦实有力。

辨证：湿热蓄积，肝胃失和。

治法：舒肝调胃，清化湿热。

处方：茵陈 30g　　郁金 10g　　金钱草 15g　　柴胡 10g

瓜蒌 20g　　枳实 10g　　大腹皮 13g　　炒栀子 10g

熟大黄 10g　　茯苓 13g　　黄柏 10g　　车前子 20g

5月27日二诊　患者黄疸见消退，食后感觉腹胀，两腿感觉乏力，舌苔薄白，两手脉搏有力。查肝功能：Bil 1.95mg%，GPT 386U，TTT 30U↑。

辨证：湿热未清，脾虚胃弱。

治法：清解余邪，健脾调胃。

处方：茵陈 30g　　郁金 10g　　金钱草 15g　　柴胡 10g

枳壳 10g　　云茯苓 13g　　大腹皮 13g　　焦白术 13g

蒲公英 15g　　泽泻 10g　　陈皮 10g　　萹蓄 15g

莱菔子 13g　　神曲 15g

6月24日三诊　患者黄疸已消退，酶正常，絮状反应未动，自觉症状不多，肝大未消。在健脾调胃剂中加入活血化瘀之味，以消肝肿兼促肝功能恢复。

处方：当归 10g　　赤芍 10g　　生地黄 13g　　紫丹参 13g

山楂 30g　　神曲 30g　　麦芽 30g　　柴胡 6g

云茯苓 13g　　白术 15g　　王不留行 15g　　党参 15g

香附 10g　　郁金 10g　　鸡血藤 15g

7月25日四诊　患者一般情况好，临床症状不多，睡眠稍差，脉搏有力，舌苔不厚。查肝功能，Bil 微量，GPT 90U，TTT 26U。肝在剑下 2cm。继续依前法养血柔肝、活血化瘀。

处方：当归 10g　　赤芍 10g　　白芍 10g　　益母草 15g

生地黄 13g　　泽兰 13g　　鸡血藤 15g

王不留行 15g　　香附 10g　　黄精 13g　　女贞子 13g

　　蓬莪术 10g　　丹参 13g　　牡丹皮 10g　　首乌藤 30g

　　焦白术 15g　　焦神曲 15g

　　8 月 28 日五诊　患者年事已高，牙齿大部分脱落，咀嚼不利，影响胃之消化，时感胃脘胀满，近经治疗临床症状明显好转。查肝功能，Bil 微量，GPT 58U，TTT 20U。准予出院，拟巩固方，仍以扶脾健运、养血和肝为主。

　　处方：当归 10g　　赤芍 10g　　白芍 10g　　生地黄 13g

　　　　　熟地黄 13g　　丹参 13g　　白术 15g　　益母草 15g

　　　　　台党参 15g　　云茯苓 13g　　黄精 13g　　女贞子 13g

　　　　　鸡血藤 15g　　焦神曲 15g　　玉竹 15g　　牡丹皮 10g

　　　　　首乌藤 30g　　莪术 10g

　　患者出院 3 个月后来院复查肝功能：Bil 微量，GPT 84U，TTT 16U。患者面色转红润，面庞丰满，无主诉。

　　【按语】本例患者消化功能不好，主要是因牙齿不利造成，其身体素质尚健，不存在气虚津伤等问题；絮状反应高是由于治疗较迟肝实质损伤，经用活血化瘀之剂，逐渐恢复正常。

　　例 52

　　赵某，男，43 岁，农民，病历号：82673，入院日期：1981 年 7 月 31 日。

　　主诉：纳差 1 个月，尿黄 1 周。

　　现病史：1 个月前无明显诱因感食欲不振，食量锐减，由每日 1.5 斤降至 5 两，轻度恶心，上腹胀满，便溏。1 周前发现尿黄似浓茶，去外院查肝功能异常；澳抗（＋），特来我院。

查体：患者神清精神佳，皮肤轻度黄染，心界不大，心律齐，腹平软；肝上界第五肋间，肝在肋下 1cm、剑下 5~6cm，质软，叩击痛（＋），脾未及，移动性浊音（－），双下肢无浮肿。

初步诊断：急性肝炎。

患者住院后查肝功能 Bil 8.2mg%，GPT 696U，TTT 20U↑。先用西药治疗，10 天后由于病情转重，肝功能全面损害，黄疸增高。8 月 10 日查肝功能，Bil 15.2mg%，GPT 569U，TTT 20U↑。邀中医会诊。

8 月 11 日一诊　患者黄疸深，脘腹胀满，便秘，小便短赤，纳差，苔黄厚，脉弦数。

辨证：湿热并盛，邪毒蕴结。

治法：清热解毒，通调二便。

处方：茵陈 30g　栀子 10g　金钱草 15g　黄连 10g

　　　黄柏 10g　大黄 6g　大腹皮 13g　败酱草 15g

　　　滑石 15g　蒲公英 15g　郁金 10g　车前子 20g

8 月 18 日二诊　患者黄疸已见消退，食欲增加，大小便通畅，湿热尚未全消，肝大剑下几乎近脐。在方剂中酌加凉血活血之味。查肝功能，Bil 5.5mg%，GPT 400U，TTT 11U。

处方：茵陈 30g　炒栀子 10g　赤芍 10g　牡丹皮 13g

　　　生地黄 10g　败酱草 15g　马鞭草 10g

　　　铁树叶 10g　蒲公英 15g　车前子 20g

　　　大腹皮 10g　熟大黄 10g　泽泻 10g　黄柏 10g

　　　云茯苓 13g

8月24日三诊 患者黄疸逐渐消退，湿热尚未全消，肝大剑下 8～9cm，主诉夜眠多梦，惊悸不安，舌质红苔不厚，左手关脉弦细数。

辨证：湿热已消，肝胆血瘀，积热未清。

治法：清肝凉血，镇静安神。

处方：牡丹皮 13g　赤芍 10g　生地黄 13g　赭石 15g

　　　生石决明 30g　鸡血藤 15g　马鞭草 10g

　　　铁树叶 10g　当归 10g　丹参 13g　郁金 10g

　　　首乌藤 30g　柴胡 10g　佛手 13g　香附 10g

9月3日四诊 患者一般情况好，睡眠较安，每晚可入睡 5～6 小时，舌红少津。肝在肋下 4cm、剑下 8cm，质中。查肝功能，Bil 3.3mg%，GPT 249U，TTT 5U。继续凉血平肝，活血化瘀。

处方：当归 10g　赤芍 10g　生地黄 13g　珍珠母 30g

　　　牡丹皮 13g　石决明 30g　黄精 13g　女贞子 13g

　　　马鞭草 10g　铁树叶 10g　丹参 13g　败酱草 10g

9月14日五诊 患者肝功能基本恢复，肝大亦渐消退，肝在肋下 3cm、剑下 7cm。查肝功能，Bil 1.6mg%，GPT 180U，TTT 5U。主诉仍感疲乏少力，说话气短，舌红少津，脉弦细数。此为邪退正虚，气阴两伤，继续养血培阴补中气。

处方：当归 10g　白芍 15g　生地黄 15g　熟地黄 15g

　　　天冬 15g　麦冬 15g　丹参 13g　党参 13g

　　　女贞子 13g　马鞭草 10g　白术 15g　云茯苓 13g

　　　炙黄芪 15g　铁树叶 10g　川续断 15g

9月25日六诊 患者肝功能在恢复，症状基本消失，肝脾肿大渐消，肝在肋下 2～3cm、剑下 5～6cm，脾未及。查肝功能，Bil 1.4mg%，GPT 186 U，TTT 6U。最后诊断为慢性活动性肝炎。病情稳步好转，准予出院，拟巩固方。

处方：当归 10g　赤芍 10g　白芍 10g　生地黄 13g
　　　熟地黄 13g　丹参 13g　党参 13g　炙黄芪 15g
　　　马鞭草 10g　铁树叶 10g　白术 15g　菟丝子 10g
　　　首乌藤 30g　茯苓 13g　川续断 15g　桑寄生 15g
　　　女贞子 10g　天冬 15g　麦冬 15g

【按语】本例患者入院后症情日趋危重，黄疸急剧增高，经加用中药后，从通调二便，使湿热毒邪清解，黄疸迅速消退。但患者肝大平脐，在临床上是少见的，患者体质壮，肝大系肝胆血热所致，因看其血质红无瘀斑，肝区疼痛不明显，故用药以凉血解毒佐以活血通络之剂进行消散。马鞭草、铁树叶有清热凉血化瘀之功，药性平和，对消肝大有效。如有瘀斑疼痛或肝质偏硬时可加用红花、土鳖虫、莪术、三棱、王不留行等活血攻坚之味。不过要注意患者体质和有无出血倾向，防止静脉曲张大出血的发生。

例 53

李某，男，40 岁，农民，病历号：81730，入院日期：1981 年 4 月 16 日。

主诉：食欲不振，尿黄 2 个月。

现病史：两个月前开始乏力，纳差，恶心，厌油，尿黄，大便结燥，半个月后发现眼黄，10 天后黄疸加深，来我院就诊，收住院。

查体：患者神清，全身皮肤巩膜重度黄染，两腮腺肿大，腹软，肝上界第 5~6 肋间，肝肋下未及，脾未及，移动性浊音（-）。

初步诊断：急性黄疸型重型肝炎。

4 月 21 日一诊　患者黄疸深，脘腹胀满，纳差，不思饮，恶心，厌油，小便黄，大便燥，舌质淡，苔白厚腻，脉弦细。查肝功能，GPT 未查，Bil 14.9mg%。

辨证：湿象偏盛，肝胃失和。

治法：芳香化湿，宽中消导。

处方：茵陈 30g　郁金 10g　金钱草 15g　茯苓 10g

白豆蔻 10g　清半夏 10g　大腹皮 13g

车前子 20g　陈皮 10g　藿香 10g　佩兰 10g

枳壳 10g　栀子 10g　焦山楂 30g　焦神曲 30g

焦麦芽 30g

4 月 29 日二诊　患者黄疸已见消退，食欲亦有增加，二便通畅，湿象渐化，舌苔白厚，质红，脉弦数。查肝功能，Bil 9.3mg%，GPT 未查。继续芳化利湿，宽中消导。

处方：茵陈 30g　郁金 10g　金钱草 15g　云茯苓 13g

陈皮 10g　大腹皮 13g　车前子 20g　薏苡仁 15g

枳壳 10g　丹参 13g　炒栀子 10g　泽泻 10g

5 月 14 日三诊　患者黄疸少量，仍感头昏乏力，舌质红，苔净，脉弦细数。查肝功能，Bil 4.1mg%，GPT 184U，TTT 12U。

辨证：湿象化解，余热未清。

治法：清热导滞，利胆退黄。

处方：茵陈 30g　玉兰 10g　金钱草 15g　茯苓 13g

　　　大腹皮 13g　枳壳 10g　菊花 10g　苍术 10g

　　　白术 10g　川芎 5g　白芷 10g　陈皮 10g

　　　栀子 10g　焦山楂 30g　焦神曲 30g　焦麦芽 30g

6 月 11 日四诊　患者黄疸在继续消退中，午后腹胀，大便溏泄，为脾虚胃弱消化不良之象，舌苔白厚，脉弦。查肝功能，Bil 2.5mg%，GPT 90U，TTT 5U。

辨证：脾虚胃弱，消化不良。

治法：扶脾调胃，理气和中。

处方：茵陈 30g　金钱草 15g　白术 15g　茯苓 13g

　　　厚朴 13g　木香 10g　炒白芍 15g　炙甘草 10g

　　　大腹皮 13g　陈皮 10g　枳壳 10g　神曲 15g

　　　六一散 15g

6 月 25 日五诊　患者症状明显好转，体力尚弱，元气欠复，肝功能基本正常，准予出院，拟补气扶正方。查肝功能，Bil 1.8mg%，GPT 40U，TTT 5U。

处方：茵陈 30g　金钱草 15g　郁金 10g　香附 10g

　　　白术 15g　枳壳 10g　云茯苓 13g　丹参 13g

　　　党参 15g　炙黄芪 15g　川续断 15g　当归 10g

【按语】湿象偏盛的患者大部分都是舌质淡红苔白腻，不思饮，脉濡细。造成水湿内停的原因有二：一为外受雨露潮湿，二为内受郁闷脾虚失运。基于这种认识，中医治湿首先要分清表里，受外湿侵扰以散风芳化为主，内湿则以解郁扶脾利水为先。本例患者属内湿，治疗用舒肝解郁实中利湿之剂，疏导气机，通调二便，湿邪化解后，及时转入扶脾健运。在整个病程治疗中用药以甘温淡渗芳香为主，避免用苦寒通降之味，以免损伤脾胃。

例 54

黄某，男，57 岁，病历号：81292，入院日期：1981 年 2 月 26 日。

主诉：肝功能异常 2 年余，尿黄、眼黄半个月。

现病史：1978 年发现 GPT 高，同时伴有消化道症状，服药后症状时轻时重，转氨酶一直不正常。近半个月未发现尿黄，大便灰白色，皮肤瘙痒。查肝功能 Bil 8.9mg%，GPT 250U，TTT 10U，以肝炎转入我院。

查体：T 36.7℃，P 84 次/分，R 21 次/分，BP 150/90mmHg。患者神清，精神好，全身皮肤、巩膜中至重度黄染，未见出血点、蜘蛛痣，全身浅表淋巴结未触及；心律齐，未闻杂音；肝上界第六肋间，肋下 1.5cm、剑下 4cm，质中等，脾未及，移动性浊音（±）。

初步诊断：慢性活动性肝炎。

患者住院后先用西药治疗，2 周后复查肝功能指标持续上升，邀中医会诊。

3 月 12 日一诊 患者黄疸深，脘腹胀满，下肢浮肿，大便溏泄，小便短赤，口干不思饮，舌淡，苔白腻，脉沉濡。查肝功能，Bil 6.7mg%，GPT 900U，TTT 17U，A/G 倒置；移动性浊音（+），有可疑腹水。

辨证：脾虚中阳不足，水湿内停。

治法：温阳化气，健脾利水。

处方：茯苓皮 30g　白术 15g　大腹皮 13g　桂枝 6g

炮附子 2g　党参 13g　炙黄芪 15g　泽泻 10g

车前子（包）30g　葫芦 20g　冬瓜皮 15g

路路通 10g

3 月 19 日二诊　患者服上方后小便量增多，腹胀减，食欲增加，黄疸较前有所减退，舌质仍淡少津，大便正常。在上方中加入茵陈 30g、金钱草 15g、栀子 10g。

4 月 1 日三诊　患者黄疸在消退中，蛋白低，腹腔仍有少量积水，舌质淡红，苔白腻，脉沉缓。继续健脾利湿，理气消胀。查肝功能，Bil 4.6mg%，GPT 644U，TTT 15U，A/G 1.9/4.7。

处方：茵陈 30g　郁金 10g　金钱草 20g　党参 15g

黄芪 30g　茯苓皮 30g　车前子（包）30g

大腹皮 13g　附子 2g　桂枝 6g　冬瓜皮 15g

木香 10g　白术 15g

4 月 5 日四诊　患者黄疸继续下降，胃纳增加，腹胀减轻，体力较前转好，蛋白仍偏低。继续补气养血，健脾利湿。查肝功能，Bil 3.9mg%，GPT 568U，TTT 18U，A/G 2.0/4.4。

处方：炙黄芪 30g　党参 20g　白术 20g　云茯苓 13g

生地黄 13g　当归 13g　麦冬 30g　菟丝子 10g

附子 3g　桂枝 6g　丹参 13g　车前子（包）20g

大腹皮 13g　肉苁蓉 10g

5 月 15 日五诊　患者还有少量残黄，腹水不明显，食欲好，体力在增长中，肝功能明显好转，蛋白亦在好转。查肝功能，Bil 3.5mg%，GPT 40U，TTT 16U，A/G 2.4/2.8。经过 1

个月时间大力补益气血，体力已见恢复。今在原方基础上加入活血通络之味，以退残黄。

处方：茵陈 30g　　金钱草 20g　　鸡血藤 15g　　生地黄 15g

熟地黄 15g　　党参 15g　　益母草 13g　　菟丝子 13g

肉苁蓉 10g　　黄芪 20g　　当归 10g　　赤芍 10g

白术 15g

6 月 10 日六诊　患者诸症悉减，体力逐渐恢复，残黄从肉眼观察不明显，小便色亦不黄，食欲精神好，蛋白倒置已纠正，唯蛋白量偏低，元气尚未完全恢复，拟巩固方出院后继续治疗。查肝功能，GPT 106U，TTT 17U，Bil 2.7mg%，A/G 3.0/3.2。

患者出院后 2 个月复查肝功能：Bil 1.9mg%，GPT 40U，TTT 12U，A/G 3.6/3.2。3 个月后复查肝功能：Bil 1.4mg%，GPT 34U，TTT 4U。

【按语】本例患者年老体弱，病程长，肝功能全面损害。中医辨证认为，"脾肾阳虚"不能温阳化气以致水湿内停，患者长期以来食欲不振，气血津液耗损，本着先祛邪后扶正得原则，先从消腹水退黄入手，采用湿阳化气方剂退黄消水。中期由于脾阳不振湿邪留恋，改用补中益气、健脾利湿之法。经过 1 个多月的治疗，患者中气渐复，食欲增加，黄疸消退，但肝功能和蛋白代谢比例仍无改善，故在健脾补气剂中加入补肾阳之味，以增强温煦作用。患者服药后肝功能指标明显下降，蛋白比例亦有好转。慢性肝炎患者病程长，肝、脾、肾三脏均损伤，在治疗过程中不可能速见成效，因此要辨证准确，守方密切观察，待其元气恢复，切不可性急，抓不住重点，轻率改方，贻误了病机。

例55

白某，男，35岁，工人，病历号：82401，入院日期：1981年11月16日。

主诉：因感冒发热，食欲减退1周。

现病史：患者8个月前因乏力、恶心、食欲减退、肝功能异常曾在我院住院治疗，当时诊断为肝炎后肝硬化并腹水。患者住院期间曾2次消化道出血。本次因感冒发热、食欲减退、腹胀再次入院。

查体：T 36.8℃，P 80次/分，R 18次/分，BP 140/100mmHg。患者营养发育中等，神清，精神欠佳，呈贫血貌，皮肤黄染不明显，肝掌（±），蜘蛛痣（－），表浅淋巴结不大，；肝上界第五肋间，肝肋下未及，脾及边，质中等硬度，双下肢不肿。入院后查肝功能，Bil 2.9mg%，GPT 217 U，TTT 13U。

患者住院后先用西药治疗，后因患者身体虚弱，症状多，邀中医会诊。

11月25日一诊　患者面色苍白无华，舌质红无苔，脉细数少力，脘次胀满，咽部发堵，少气乏力，夜晚失眠，口干，食欲不振。

辨证：久病伤阴，肝、脾、肾三脏同病。

治法：扶脾滋肾，养血柔肝。

处方：当归10g　白芍15g　生地黄13g　焦白术15g

　　　　云茯苓13g　清半夏10g　橘红10g　黄精13g

菟丝子 10g　　玉竹 15g　　茵陈 30g　　何首乌 20g

沙参 15g　　菟丝子 13g

12月9日二诊　患者黄疸见消退，胃纳转佳，腹胀不明显，咽部仍有堵闷感，夜眠差，脉细数，舌质淡红，无苔。复查肝功能：Bil 2.5mg%，GPT 256U，TTT 13U。继续扶脾滋肾，养血安神。

处方：茵陈 30g　　栀子 10g　　郁金 10g　　金钱草 15g

　　　当归 10g　　白芍 15g　　黄精 13g　　女贞子 13g

　　　清半夏 10g　　橘红 13g　　茯苓 13g　　夜交藤 30g

　　　生地黄 13g　　枳壳 10g　　白术 10g　　酸枣仁 15g

12月27日三诊　患者咽部堵闷感缓解，食欲增加，仍感乏力不耐劳累，面色萎黄不华，舌淡少苔，脉细数。复查肝功能：Bil 微量，GPT 148U，TTT 7U。

辨证：气血两虚，脾虚胃弱。

治法：补气养血，扶脾滋肾。

处方：当归 10g　　白芍 15g　　生地黄 15g　　熟地黄 15g

　　　党参 15g　　白术 15g　　云茯苓 13g　　益母草 15g

　　　丹参 13g　　玉竹 15g　　川续断 15g　　首乌藤 30g

　　　酸枣仁 13g

1982年1月28日四诊　患者体力逐渐恢复，食欲睡眠好，仍感口干，面色欠红润，舌转红少苔。复查肝功能达出院标准，拟调补方回家继续服用。

处方：当归 13g　　白芍 15g　　熟地黄 20g　　天冬 15g

　　　麦冬 15g　　丹参 15g　　白术 15g　　云茯苓 13g

　　　菟丝子 13g　　党参 15g　　炙黄芪 20g　　川续断 15g

川楝子 13g

【按语】本例患者有消化道出血病史，面色苍白、舌质淡无苔亦属血虚阴伤之象，开始治疗以补血填阴为主，因有黄疸不宜过早使用补阳之品，待黄疸退后，及时加用黄芪、菟丝子等补益脾肾之品，以促进体力恢复。气血两虚的患者，运用补剂要观察阴阳亏损程度，时刻注意保持阴阳平衡，方能达到满意效果。同时，还要注意观察舌质、津液和脉搏的变化，以及临床症状如口干、烦急、二便等来窥测阴阳之虚实、消长，适时加以调整，以求达到补阳不燥、滋阴不腻之目的。

例 56

赵某，男，31 岁，工人，病历号：84190，入院日期，1982 年 1 月 22 日。

主诉：慢性肝炎病史 1 年余，乏力、眼黄、尿黄月余。

现病史：1980 年 5 月自觉乏力、纳差、厌油、尿黄，到医院检查，因肝功能异常诊断为肝炎住院治疗。1981 年 12 月无诱因又感乏力，食欲不振，尿色深黄，全身黄疸明显，查肝功能，GPT 383U、TTT 8U，在当地治疗症状见缓解，但黄疸逐渐增深，考虑胆汁瘀积型肝炎转来我院。在我院住院后检查 Bil 26.4mg%，TTT 18U，GPT 680U，A/G 4.4/2.6，胆固醇 154mg，B 型超声不支持肝外梗阻。诊断为慢性活动性肝炎。

查体：患者营养发育一般，神清，尚可，皮肤、巩膜重度黄染，未见蜘蛛痣，肝掌（＋），面部痤疮较多，表浅淋巴结未及，心率齐未闻杂音；肝上界第五肋间，肝在肋下 2cm、剑下 4.5cm，质中；脾于侧卧位可及 2cm，质中；腹水（－），双下肢不肿，神经系统未见异常。

患者住院后先用西药治疗，2周后因黄疸消退缓慢邀中医会诊。

2月9日一诊　患者面色晦暗，黄疸深，脘腹胀满，二便欠畅，胃纳尚可，舌苔白厚，两手关脉弦数。

辨证：湿热阳黄，湿象偏盛。

治法：清肝利胆，宽中化湿。

处方：茵陈30g　郁金10g　金钱草20g　栀子10g

云茯苓13g　牡丹皮13g　白术15g　车前子20g

枳壳10g　茜草10g　丹参13g　泽泻13g

蒲公英15g　滑石15g

2月18日二诊　患者黄疸见消退，腹部有积水，舌苔白厚，脉沉弦。复查肝功能：Bil 16mg%，GPT 296U，TTT 5U。

辨证：水湿因脾，中焦失运。

治法：通阳化湿，利水消胀。

处方：茵陈30g　郁金10g　金钱草15g　茯苓皮20g

大腹皮13g　桂枝6g　茜草10g　车前子30g

丹参13g　木香10g　白术15g　猪苓13g

冬瓜皮15g

3月2日三诊　患者黄疸已见明显消退，腹腔积水大减，午后气胀，精神食欲好，舌苔净，舌质红少津，脉弦细。复查肝功能：Bil 4.6mg%，GPT 243U，TTT 13U。诊断为邪退正虚，治疗侧重于扶正。在上方基础上加入扶脾养血滋阴之味。

处方：茵陈30g　郁金10g　金钱草20g　当归10g

白芍15g　益母草15g　生地黄13g　熟地黄13g

　　白术15g　　云茯苓13g　　麦冬30g　　紫丹参13g

　　厚朴10g　　大腹皮13g　　木香10g　　台党参15g

　　火麻仁10g

　　3月23日四诊　患者黄疸基本消退，腹水不明显，津伤仍在恢复中，饮食有增加，舌质转润，脉弦细数。查肝功能，Bil 1.2mg%，GPT 120U，TTT 8U。准予出院，拟巩固方回家调理。

　　处方：当归10g　　白芍15g　　生地黄13g　　熟地黄13g

　　　　　白术15g　　云茯苓13g　　党参15g　　炙黄芪20g

　　　　　丹参13g　　女贞子13g　　麦冬30g　　黄精13g

　　　　　川续断15g　　桑寄生15g　　首乌藤30g　　木香10g

　　【按语】本例患者二次住院，症状重，治疗时首先利湿退黄，黄疸稍退即出现腹水，在通阳利水剂中仍佐以清解退黄药物，腹水消退黄疸亦随之消解；然后转入滋补扶正，一方面扶脾一方面滋肾，同时佐以活血化瘀。慢性肝炎往往涉及肝脾肾三脏受损，治肝以养血舒肝为主，扶脾以调胃健运为主，滋肾则以敛阴救液为主，因势利导，使阴阳调和，自能促进患者体力恢复。

　　例57

　　刘某，男，48岁，干部，病历号：78591，入院日期：1982年9月6日。

　　主诉：肝功能异常9年，眼黄1个半月。

　　现病史：患者9年前患肝炎，以后肝功能多次异常，GPT最高达400U，TTT 18U，1980年曾在我院住院。今年5月发现牙齿出血伴食欲不振，1个半月前查肝功能，GPT 582U、TTT 18U、Bil 1.2mg%，自觉乏力，腹胀，恶心。最近在院外查肝功能 Bil 3.3mg% 转来我院。

查体：患者发育、营养中等，全身皮肤轻度黄染，巩膜中度黄染，腹平软无压痛，肝肋下、剑下均 4cm、质中偏硬，脾肋下 3cm、质中，移动性浊音（−），下肢不肿，肝掌（＋）。

诊断：慢性活动性肝炎。

患者住院后先用西药治疗，后患者要求服中药，邀中医会诊。

10月7日一诊 患者面色萎黄，有轻度腹水，巩膜黄染中度，中满腹胀，食欲不振，乏力，牙衄，舌质红少津，舌根部有褐色苔，两手脉细数少力，下肢浮肿。查肝功能，Bil 1.8mg%，GPT 283U，TTT 20U↑，A/G 1.7/4.6。

辨证：脾肾两虚，阴伤较重，水湿内停。

治法：温补脾肾，利水消胀。

处方：茯苓皮30g　大腹皮13g　白术15g　白茅根20g
　　　旱莲草15g　桂枝6g　木香10g　党参15g
　　　车前子30g　麦冬30g　白芍15g　炙黄芪20g
　　　金钱草15g　茵陈30g　王不留行15g

10月21日二诊 患者服上方后腹胀减轻，牙衄出血量减，津伤欠复，口干不思饮，纳差，乏力。依前法继进，增强滋阴复液以补益脾肾。

处方：茯苓皮30g　大腹皮13g　桂枝10g　焦白术15g
　　　葫芦20g　麦冬30g　玄参10g　细生地黄13g
　　　女贞子13g　猪苓15g　木香10g　王不留行15g

台党参 15g　　炙黄芪 20g　　莪术 10g

11 月 3 日三诊　患者腹水基本消退，不觉腹胀，食欲亦有增进，每天进食 9 两至 1 斤，蛋白仍倒置，继续滋补脾肾。

处方：炙黄芪 20g　　台党参 15g　　焦白术 15g　　云茯
苓 13g

麦冬 30g　　大腹皮 13g　　木香 10g　　猪苓 13g

白芍 15g　　全当归 10g　　细生地黄 13g　　山药 13g

菟丝子 20g　　桂枝 6g　　冬瓜皮 15g　　玄参 10g

11 月 18 日四诊　患者体力已渐恢复，A/G 见好转，精神食欲好。复查肝功能：Bil 1.4mg%，GPT 217U，TTT 18U，A/G 3.2/2.7。最后诊断为肝炎后肝硬化。现临床基本治愈，准予出院。

处方：炙黄芪 20g　　党参 15g　　白术 15g　　云茯苓 13g

大腹皮 10g　　冬瓜皮 15g　　木香 10g　　川续断 15g

菟丝子 13g　　桂枝 6g　　丹参 13g　　莪术 10g

王不留行 15g　　麦冬 30g　　车前子 20g

【按语】本例患者病程较长，9 年来肝功能异常，气血津液损伤较重，由于蛋白代谢不好，出现腹水，长期用西药利水，津伤重，脾气大伤，影响脾胃和肾的正常运化，出现纳差、衰竭乏力等症状。中医从滋肾温阳扶脾入手，大补脾肾，滋阴复液，使患者食欲增加，体力迅速恢复。虽患者肝功能指标未明显下降，但精神面貌大见好转，出院后追踪复查一切良好，肝功能指标亦逐渐下降。复查肝功能：Bil 微量，GPT 115U，TTT 13U。

例 58

相某，男，50 岁，干部，病历号：87321，入院日期：1980 年 12 月 7 日。

主诉：肝功能异常，澳抗（＋）4 年。

现病史：患者 1978 年 10 月感觉乏力，发现肝功能不正常，GPT 200 U↑。经治疗 GPT 一直不正常，1980 年住院治疗 1 个时期，GPT 仍在 200U 左右徘徊，TTT 20U↑，HBsAg（＋）。近期查肝功能，GPT 696U，TTT 20U↑，Bil 1.8mg%，转来我院住院治疗。

查体：T 35.8℃，P 86 次/分，R 20 次/分，BP 130/90mmHg。患者神清，发育、营养中等，巩膜轻度黄染，颈部有 1 颗蜘蛛痣，无肝掌，浅表淋巴结不大，心肺（－）。肝在第六肋间，下界在肋下 0.5～1.0cm、剑下 2.5～3.0cm，脾未及，下肢无浮肿。

初步诊断：慢性活动性肝炎。

患者入院后先用西药治疗，效果不明显。1981 年 2 月 5 日查肝功能，Bil 2.1mg%，GPT 556U，TTT 20U↑。邀中医会诊。

1981 年 2 月 19 日一诊　患者黄疸少量，食后感觉胃脘胀满，食欲不振，大便不爽，素有慢性鼻炎，靠张口呼吸，故口干少津，舌苔干厚，舌质红，脉弦细。

辨证：脾胃湿热蕴结，肝阴血虚。

治法：先清化湿热以祛邪，黄退后养血柔肝。

处方：茵陈 30g　栀子 10g　秦皮 10g　白头翁 15g
　　　　川黄连 6g　黄柏 10g　白茅根 20g　瓜蒌 20g

大腹皮 10g　　枳壳 10g　　麦冬 20g　　熟大黄 10g

细生地黄 13g

3 月 4 日二诊　患者服上方后大便畅，脘腹满减，食欲增加，中焦湿热减清。由于病程较长，肝阴受损，脉络阻郁，在清解剂中加入养血滋阴、活血柔肝之味，以清补兼施之法调治。

处方：赤芍 13g　　当归 10g　　生地黄 15g　　莪术 10g

茵陈 30g　　木香 10g　　白术 13g　　金钱草 15g

云茯苓 13g　　丹参 13g　　大腹皮 13g　　泽泻 10g

白茅根 15g　　炒山楂 30g　　炒神曲 30g

炒麦芽 30g

3 月 19 日三诊　患者一般情况好，食欲增加，舌津渐复，肝区疼痛不明显，脉尚细，舌苔薄腻质红。复查肝功能：Bil 1.2mg%，GPT 217U，TTT 20U↑，A/G 2.9/3.9。患者湿热渐清，脾肾气血耗伤，下一步治疗着重加强扶正，以健脾滋肾、养血和肝之味治之。

处方：当归 10g　　白芍 15g　　生地黄 13g　　女贞子 13g

党参 15g　　川楝子 13g　　白术 15g　　云茯苓 15g

莪术 10g　　益母草 15g　　丹参 13g　　木香 10g

4 月 11 日四诊　患者一般情况转佳，精神面色均有好转，临床症状不多，唯脉尚欠有力，A/G 虽有好转，但近来未达正常水平。复查肝功能：Bil 1.2mg%，GPT 100U，TTT 20U↑，A/G 3.4/3.6。下一步治疗以养血和肝、健脾补肾为主。

处方：当归 10g　　白芍 15g　　生地黄 15g　　熟地黄 15g

茺蔚子 15g　　党参 15g　　炙黄芪 20g　　云茯苓 15g

焦白术 15g　丹参 13g　莪术 10g　女贞子 13g

菟丝子 10g

5 月 3 日五诊　患者一般情况好，体力渐增，面色丰满红润，脉息亦较有力，舌质红，苔薄白。复查肝功能：Bil 微量，GPT 94U，TTT 20U，A/G 3.9/3.1。拟巩固方出院继续休养治疗。

处方：当归 10g　白芍 15g　生地黄 15g　熟地黄 15g

茺蔚子 13g　党参 13g　炙黄芪 20g　白茯苓 15g

焦白术 15g　丹参 13g　莪术 10g　女贞子 13g

菟丝子 10g　玉竹 15g　黄精 10g　首乌藤 30g

【按语】本例患者特点是正虚与邪实同时存在，住院前后均着重于补虚，忽略了清解湿热，所以收效不显。患者鼻塞、口干、舌苔干厚、舌质红均为胃肠湿热不清的表现，治疗初期先从清解胃肠湿热入手，用白头翁汤加减，服药后大便通畅，湿热减，食欲增加，第二方即加入补益肝肾之味。患者长期蛋白倒置，说明胃肠消化吸收功能不好，必须设法使脾得健运，才能发挥自身摄取养料的功能，若单靠药品补充，往往不能维持长久，且容易产生副作用。本患者素有慢性鼻炎，由于鼻塞呼吸不畅，张口呼吸，造成口舌干燥，经清解湿热后，鼻炎亦见清减，呼吸通顺，口水增多。由于内脏调和，气血津液逐渐恢复，肝功能亦趋于正常。

例 59

邸某，男，43 岁，干部，病历号：86334，入院日期：1982 年 8 月 13 日。

主诉：肝功能异常 9 个月，肝区不适 1 个月余。

现病史：自 1981 年 12 月开始感觉乏力，查 GPT 100U，仍照常工作。今年 2 月 GPT、TTT 升高，HBSAg（+），但无自觉症状。1 个月前因工作需要调入北京，在复兴医院查肝功能，GPT 604U，TTT 20U↑，Bil 微量，HBsAg＞1.64，蛋白电泳 r 22.3，A 62.1。以慢性肝炎收住院。

查体：T 36.9℃，P 72 次/分，R 18 次/分，BP 100/70mmHg。患者发育、营养中等，神清，面色微红，肝掌（±），浅表淋巴结不大，心律齐，未闻杂音；腹平软，剑下有轻度压痛，肝上界锁中线第六肋间，肝肋下 1cm、剑下 3cm、质中，脾未及，移动性浊音（-），下肢无浮肿。

患者住院后即服中药。辨证为湿热不清、气滞血瘀，经治半年之久，收效不大。由 1983 年 2 月 19 日邀中医会诊。当时 GPT 668U，TTT 20U↑，Bil 微量。

1983 年 2 月 19 日一诊 患者面容憔悴不华，情绪抑郁，主诉脘腹胀满，食后腹胀，大便不爽，心烦多急，口干不思饮，夜眠多梦，视力模糊，舌质红，苔白腻，左手脉弦细，右手脉弦数。

辨证：肝脾肾三脏同病，邪实正虚同存。

治法：扶脾化湿，疏肝解郁。

处方：柴胡 6g　郁金 10g　云茯苓 15g　党参 10g

　　　　焦白术 15g　陈皮 10g　牡丹皮 13g　白芍 13g

　　　　枳壳 10g　女贞子 10g　神曲 15g　木香 10g

　　　　薏苡仁 15g　丹参 13g

3 月 12 日二诊 患者服上方尚合病机，主诉精神食欲好转，腹胀减轻，大便日1次，牙龈出血减少，仍感胁痛，睡眠多梦，脉弦细数，舌质红，苔转薄腻。复查肝功能：GPT 322U，TTT 20U↑。肝功能指标较上次有下降趋势，继续在原方中加入理气消导之味。

处方：柴胡6g　郁金10g　茯苓13g　焦白术13g
　　　党参13g　佛手13g　大腹皮10g　女贞子13g
　　　神曲15g　当归10g　赤芍10g　广木香10g
　　　丹参13g　旱莲草15g

4月2日三诊　患者面容转红润，牙衄减少，食欲增加，肝区疼减，腹胀减轻，舌苔薄白，脉细数。患者湿象已化，临床症状减少，肝肾阴虚未复，下一步治疗以滋补肝肾为主。复查肝功能：GPT 154U，TTT 20U↑。

处方：当归10g　白芍15g　生地黄15g　熟地黄15g
　　　茺蔚子15g　黄精13g　白及10g　女贞子13g
　　　旱莲草15g　白术15g　云茯苓13g　白茅根15g
　　　桑寄生15g　川续断15g　火麻仁10g

4月23日四诊　患者一般情况好，体力在恢复中，肝功能GPT逐渐降低，TTT尚高。着重从滋补肝肾、养血柔肝扶脾之法调理之。

处方：当归10g　白芍15g　生地黄15g　熟地黄15g
　　　黄精13g　党参13g　白术15g　首乌藤20g
　　　旱莲草15g　云茯苓13g　白及10g　白茅根15g
　　　天冬13g　麦冬13g　川续断15g　桑寄生15g
　　　紫河车粉10g

5月7日五诊　患者一般情况好，体力逐渐恢复，仍感劳动后肝区闷胀，口干不思饮，夜眠多梦等，此皆阴虚之象。复查肝功能：GPT 54U，TTT 20U。患者将出院，拟巩固方回家继续服用。

处方：当归30g　白芍30g　生地黄20g　熟地黄20g

阿胶20g　云茯苓20g　丹参30g　紫河车粉20g

女贞子30g　佛手20g　延胡索20g　益母草20g

首乌藤30g　白术30g　党参20g　桑寄生20g

川续断30g　山药30g　麦冬30g　枸杞子20g

玉竹30g

蜜丸重6g，每日早晚各服2丸。

【按语】本例患者病程长，肝脾肾三脏受损，在治疗初期还有湿象，中焦运化迟缓，首先以化湿健运以调整气机，中焦运化恢复后，即以扶脾为主，以改善患者食欲，促进体力恢复，随之补益肝肾。此患者牙龈出血较重，故活血化瘀药物很少用。由于用药与症状合拍，收效较快，在用大量滋阴药的同时，需佐以扶脾药物，必要时还可放入芳香之品以防滋腻过甚影响食欲。古人教导我们治肝之病，当先实脾，目的在增加患者的抵抗力，而患者的抵抗力全靠饮食营养补充，故应时刻注意患者的情绪和食欲的变化，以及大便排解的状况，发现异常应及时调整方案。

例60

汤某，女，28岁，工人，病历号：87045，入院日期：1982年11月2日。

主诉：食欲减退，乏力，恶心1年半。

现病史：患者自1981年5月开始食欲减退，每天进食2～3两，肝区隐痛，恶心未吐。到医院就诊，化验肝功能异常，诊断为肝炎，经治疗肝功能转好，但食欲未恢复正常。1982年10月患者又感症状加重，GPT 556U，TTT 9U。转来我院。

查体：T 37.6℃，P 120次/分，R 30次/分，BP 120/90mmHg。患者发育、营养正常，慢性病容，神清，全身皮肤无黄染，未见蜘蛛痣和肝掌，浅表淋巴结不大，双肺呼吸音清晰，心界不大，肺肝界在左锁骨中线第六肋间，腹软，肝脾未及，腹水（－），下肢浮肿（－）。

患者住院后先用西药治疗，肝功能恢复缓慢，临床症状多不见缓解。查肝功能，Bil微量，GPT 696U，TTT 4U，HBsAg（＋）。于11月15日开始邀中医会诊。

11月15日一诊 患者消瘦，面色萎黄不华，主诉多日来食欲不振，进食后即胃疼，周身乏力，夜晚失眠，双手关脉弦紧而细，舌质嫩绛红，无苔。

辨证：中焦失运，胃阴过伤，肝胃失和。

治法：平肝理气，温胃和中。

处方：炒白芍15g　炙甘草10g　云茯苓13g

　　　吴茱萸10g　乌贼骨20g　生姜黄10g

　　　炒麦芽15g　炒谷芽15g　黄连6g　神曲15g

　　　沉香面（分冲）3g　白术15g

11月21日二诊 患者服上方后胃疼大减，食量增加，双关脉弦紧象已缓和。下一步治疗在原方基础上加入养血柔肝之味。

处方：炒白芍15g　炙甘草10g　云茯苓13g　白术15g

乌贼骨 20g　　生姜黄 10g　　吴茱萸 10g　　当归 10g

生地黄 15g　　熟地黄 15g　　茺蔚子 15g　　香附 10g

丹参 13g　　焦神曲 15g　　大枣 3 枚　　桂枝 3g

11 月 28 日三诊　　患者胃疼已止，食欲增加，面容转丰满红润，两手脉细数。复查肝功能：GPT 296U，TTT 14U，Bil 微量，A/G 3.9/2.5。舌质嫩无苔，绛红转浅，津伤见复。

处方：炒白芍 20g　　炙甘草 10g　　云茯苓 13g　　白术 15g

乌贼骨 15g　　黄连 3g　　姜黄 10g　　当归 10g

茺蔚子 15g　　香附 10g　　熟地黄 15g　　丹参 13g

桂枝 3g　　大枣 3 枚

12 月 7 日四诊　　患者一般情况好，胃不疼，食欲好，体力见恢复，睡眠尚差，左手脉弦数，舌质淡红少苔。继续温胃和中，养血安神。

处方：炒白芍 20g　　炙甘草 10g　　姜黄 10g　　桂枝 3g

首乌藤 30g　　当归 10g　　熟地黄 15g　　茺蔚子 15g

焦白术 15g　　云茯苓 13g　　山药 15g　　薏苡仁 15g

炒扁豆 13g　　大枣 3 枚　　党参 13g　　冰糖少许

12 月 13 日五诊　　患者临床症状基本消失，体力渐复，无多主诉，夜眠多梦欠实，脉仍细数，舌红无苔。复查肝功能：GPT 115U，TTT 10U。准予出院回家继续休养，拟巩固方仍以温胃和中、养血安神为主。

处方：当归 10g　　白芍 15g　　炙甘草 10g　　桂枝 3g

姜黄 10g　　云茯苓 13g　　白术 15g　　薏苡仁 15g

党参 13g　　炙黄芪 15g　　远志 10g　　茺蔚子 15g

首乌藤 30g　　大枣 3 枚　　冰糖少许

【按语】本例患者从舌苔脉象看肝脉平和，主要问题在于中焦失运，抓住舌嫩无苔、脉弦紧、胃疼、食后作痛等症状，着重以温胃和中定痛施治，1周后即见明显效果。患者痛止食欲增加，精神面貌转佳，继之加以养血柔肝之剂，体力亦随之恢复，肝功能渐复。

从本例可以看出，酶高的患者不一定是湿热，本例未进以苦寒之品，恐胃痛将加重，酶亦不容易下降，必须仔细辨证，舌无苔、质娇嫩乃典型胃阴虚之候，脉弦紧而细是内虚之象，毫无里实，故治疗用药切不可用消导克伐性药物。本例始终以小健中汤为主，取得满意的疗效。

（三）暴发型肝炎案例

例1

闫某，女，24岁，社员，病历号：9820，入院日期：1961年12月11日。

主诉：嗜睡6天，尿黄4天，昏迷1天。

现病史：1961年12月5日起自觉疲乏无力，腰腿疼痛，继之发现尿黄、眼黄、困倦。至12月11日，嗜睡加重，持物双手发抖，说胡话，食后恶心曾呕吐1次，急赴医院就诊，诊断为肝昏迷前期转来我院。

查体：患者巩膜轻度黄染，下肢有可凹性水肿，肝脾触诊不满意，肝上界第五肋间，下界未触及，腹部有波动感，移动性浊音（＋），膝腱反射亢进，双手扑击样震颤（＋），踝痉挛（＋），妊娠5个月。查肝功能，Bil 6.4mg%，GPT 480U，TTT 13U，血氨60μg。

诊断：急性黄色肝萎缩，肝昏迷，妊娠。

12 月 11 日一诊　患者中度黄疸，面色红赤，口渴思凉饮，神昏谵语嗜睡，烦躁不安，呕吐，3 天未大便，小便深黄，舌红，苔黄厚而腻，脉弦滑数有力。

辨证：湿热内蕴，邪扰心营。

治法：清热解毒，芳化醒神，透营转气。

处方：佩兰 15g　郁金 13g　石菖蒲 10g　黄连 10g

　　　石膏 60g　莲子心 10g　栀子 10g　黄芩 10g

　　　金银花 15g　大黄 6g　黄柏 10g　连翘 15g

　　　羚羊粉（分冲）3g

另服局方至宝丹 2 粒。

12 月 13 日二诊　患者症状平稳，神志不清，仍处于昏迷状态，黄疸未增深，口渴思饮，不时躁动，大便未下，小便赤浊，舌苔老黄少津，脉弦滑有力。

辨证：湿热熏蒸，邪扰心营。

治法：清心凉营，开窍醒神。

处方：茵陈 45g　栀子 15g　玉兰 10g　石菖蒲 10g

　　　黄连 10g　玄参 15g　石膏 60g　龙胆草 16g

　　　莲子心 10g　黄柏 13g　牡丹皮 13g　大黄 10g

　　　大犀角（冲服）0.6g　局方至宝丹 2 粒

另给茵陈、石膏、竹叶，水煎代茶饮，频服。

12 月 15 日三诊　患者昨晚大便 1 次后神志渐清醒，能正确回答问题，大便呈黑褐色，便时腹痛，小便深如浓茶，下肢浮肿渐退，肝浊音界在五至八肋间，可以进食食物。舌红少津，苔白腻，脉沉滑有力。

辨证：邪热消退，宿滞未清。

治法：清热解毒，滋阴导滞。

处方：生地黄 13g　玄参 13g　麦冬 20g　黄芩 10g

龙胆草 10g　酒大黄 10g　竹叶 10g　泽泻 13g

滑石 15g　黄连 6g　连翘 15g　大青叶 10g

蒲公英 15g　白茅根 20g　赤芍 10g

12 月 19 日四诊　患者神志完全清楚，想进食，腹水增多，黄疸上升，头晕，心悸，脉弦滑数，舌质红少津，苔白厚。复查肝功能：Bil 14mg%，GPT 270U，TTT 14U。

辨证：湿热未清，邪黄留恋。

治法：清化渗利，滋阴复液。

处方：茵陈 30g　栀子 10g　黄柏 10g　龙胆草 6g

生地黄 15g　白芍 15g　当归 10g　麦冬 30g

沙参 20g　熟大黄 10g　猪苓 13g　泽泻 10g

12 月 25 日五诊　患者腹水见消，黄疸大部分消退，感觉软弱乏力，食欲好，睡眠差，舌红少苔，脉滑数少力。复查肝功能：Bil 8mg%，GPT 375U，TTT 15U。

辨证：邪退正虚，气阴两伤。

治法：滋阴扶脾，养血安神保胎。

处方：茵陈 30g　栀子 10g　白术 15g　云茯苓 13g

党参 20g　当归 13g　生地黄 13g　麦冬 20g

白芍 15g　炙甘草 10g　川续断 15g　首乌藤 30g

酸枣仁 10g

1962 年 1 月 26 日六诊　患者一般情况好，精神好，眠食正常，体力稍见恢复，两手脉搏有力。复查肝功能：Bil

3mg% ，GPT 170U，TTT 15U。

继续补气养血安胎，滋阴扶脾以恢复体力，带药出院回家休养。

处方：当归 10g　白芍 15g　生地黄 15g　熟地黄 15g
　　　党参 15g　炙黄芪 20g　麦冬 20g　菟丝子 13g
　　　川续断 15g　白术 15g　云茯苓 13g　炙甘草 10g
　　　首乌藤 30g

【按语】此患者症状危重，进展急骤，当时症状表明毒热内陷扰及神明，躁狂症状俱备，根据高烧、口渴、便秘、舌红苔厚等症状诊断为热证实证，采用大剂量清热解毒药物猛烈祛邪，虽有妊娠，本着古人"有故无损亦无损也"的教导，大胆使用醒神开窍药物，以抢救昏迷，保护肝脏。在处方中虽用大黄，但因妊娠关系，剂量较小，最后在第二诊时增大剂量，大便通下神志立见清醒，可见通降法使毒邪排出对清热安神醒脑是有帮助的。不过用下法一定要辨证准确方可使用。古语云"扬汤止沸，不如釜底抽薪"是有道理的。

例 2

徐某，女，34 岁，社员，病历号：78386，入院日期：1980 年 2 月 22 日。

主诉：呕吐、纳差、黄染半个月。

现病史：患者半个月来食欲不振，呕吐，目黄尿黄，在某医院治疗无效。患者神志模糊，消瘦有腹水征，肝肋下未触及，诊断为肝昏迷转来我院。

查体：黄疸中至深度，重病容，神志模糊，呼之能应，但不能完整回答问题，面部及四肢强力肌力松软，腹水征，心律不齐；肝上界第五肋间，下界肋下剑下均未能触及。查肝功能，Bil 8.6mg%，GPT 800U，TTT 7U。

诊断：亚急性黄疸型萎缩性肝炎，肝昏迷前期。

患者住院后第 1 周病情急剧进展，黄疸急剧上升至27.7mg%，深度昏迷，狂躁不安，经积极抢救，1 个月后神志清醒，黄疸逐渐消退，但患者机体极度衰弱，频繁呕吐，水谷不能受纳，自汗淋漓，低烧，头晕失眠，两手脉微细，邀中医会诊。

4 月 5 日一诊 患者黄疸深，精神弱，闭目寡言，唇舌色淡，无苔少津，脉微细无力，频繁呕吐，不能受纳水谷。查肝功能，Bil 14.5mg%，GPT 322U。

辨证：中气衰竭，胃失和降。

治法：补气和中，温胃止呕。

处方：人参 10g　麦冬 30g　五味子 30g　白芍 20g
　　　　云茯苓 13g　生姜 3 片　大枣 5 枚　灶心土 100g

4 月 12 日二诊 患者黄疸见退，呕吐渐减，可以少量喝藕粉、米汤，精神弱，自汗多，夜晚不能入睡，脉细数无力，舌质淡。

原方加炙黄芪 20g、白术 15g、生牡蛎 20g。

4 月 19 日三诊 患者呕吐渐止，精神较振，可以睁目言语，语言低微，脉搏稍有力，可以少量进米粥，黄疸见退。查肝功能，Bil 9.3mg%，GPT 283U。

治法：补气和胃，利胆退黄。

处方：人参 10g　麦冬 30g　五味子 30g　炙黄芪 20g

白芍 15g　　当归 10g　　金钱草 15g　　茵陈 30g

白术 15g　　丹参 13g　　生姜 3 片　　大枣 3 枚

4 月 30 日四诊　患者可以少量进食，出汗尚多，精神较振，说话声音低微，坐起感觉头晕，脉细数，舌质淡。

辨证：气阴两伤，中阳不足。

治法：滋阴敛汗，补气升阳。

处方：当归 10g　　白芍 15g　　山茱萸 13g　　五味子 20g

人参 10g　　炙黄芪 20g　　桂枝 3g　　浮小麦 20g

白术 15g　　麦冬 30g　　云茯苓 15g　　酸枣仁 13g

5 月 14 日五诊　患者黄疸继退，精神较振，出汗尚多，有时感觉心悸气短，午后低热，脉细数，舌质淡红尚润。复查肝功能：Bil 8.9mg%，GPT 348U，TTT 20U↑。

辨证：气阴两伤，营卫失调。

治法：补气养血，调和营卫。

处方：人参 10g　　炙黄芪 20g　　炙甘草 10g　　五味子 20g

麦冬 30g　　白芍 15g　　桂枝 3g　　山茱萸 10g

肉苁蓉 10g　　当归 10g　　生地黄 13g　　熟地黄 13g

浮小麦 15g　　地骨皮 13g

6 月 1 日六诊　患者气血渐复，胃气渐升，可以吃蛋羹，心悸自汗减少，神色转佳，可以座起，低烧已退，脉仍细数但较前稍有力，舌红尚润。查肝功能，Bil 4.3mg%，GPT 216U，TTT 20U。

原方继进。

6 月 22 日七诊　患者食欲增加，黄疸少量，每天累计可进食 5 两，大便基本正常，体温正常，出汗少，说话多仍感气短，夜眠多梦，有人搀扶可以下床，脉细数，舌质红尚润少苔。查肝功能，Bil 2.9mg%，GPT 121U，TTT 15U。

辨证：气阴逐渐恢复，肝血仍感不足。

治法：补气滋阴，养血柔肝。

处方：人参10g　黄芪20g　当归10g　　白芍15g
　　　白术15g　云茯苓20g　炙甘草10g　熟地黄20g
　　　肉苁蓉10g　酸枣仁10g　麦冬30g　首乌藤30g

因患者家在农村，住院无人照顾，要求回家休养。

【按语】本例患者经肝穿刺取活体组织检查，确诊为亚急性黄疸型萎缩性肝炎。住院后先用西药抢救昏迷，控制肝坏死取得成功，后期患者处于衰竭状态，因患者为自费，无力担负巨大的医疗费，约中医配合解决后期调补问题。当时患者症状危重，先用救阴补阳固脱之剂佐以黄土汤温胃和中止呕，抢救危急，随后大力补气养血调摄阴阳。经过两个半月的努力，患者转危为安，基本痊愈出院。

此患者虽然辨证为气阴两伤，但在具体处理上，要针对实际症状灵活掌握，有所侧重。患者第一诊时呕吐频繁，中阳衰竭，治疗以安胃止呕固脱为重点；第二诊呕吐止，即时加用炙黄芪、白术、牡蛎以止汗；三诊、四诊减去灶心土，改用生姜温胃和中，同时加茵陈、金钱草退黄；五诊由于激素减量出现低烧、心悸等症象，加入补肾阳之肉苁蓉与养肝阴之当归、白芍、熟地黄，以纠正阴阳失调，使患者安全渡过激素减量的时期。随着黄疸逐渐消退，患者体力亦日趋恢复。

中药配合治疗服用激素的患者，在激素开始减量时，即需加入补阳药物如人参、黄芪、肉苁蓉、仙茅、淫羊藿等，此时不要等出现阳虚症状时再加，只要脉转细，舌质淡红即可少量加入，以防出现反跳。因为患者服用激素后，自身分泌激素量即减少，当药物激素减量时，自身分泌激素供给不足，在此过渡时期须靠中药补阳药来弥补，以达阴阳平衡。

例 3

付某，女，26 岁，工人，病历号：80397，入院日期：1980 年 10 月 17 日。

主诉：纳差、尿黄 10 天。

现病史：患者 10 天前开始发热（38℃左右），烧退后躯干部出现暗红色丘疹，瘙痒，食欲减退，呕吐、乏力，尿黄似浓茶，1 周来未大便。到医院查肝功能，GPT 500U↑，TTT 17U，Bil 不详。诊断为急性肝炎转来我院。

查体：T 37℃，P 90 次/分钟，R 16 次/分钟，BP 110/70mmHg。神清，精神弱，巩膜及皮肤中度黄染，无肝掌和蜘蛛痣，腹平软；肝上界第五肋间，肝在肋下 1.5cm、剑下 3cm，叩击痛（＋），脾未及，腹水征（－）。

初步诊断：急性黄疸型肝炎。

患者住院后先用西药治疗，高烧伴有呕吐，黄疸仍有增深，至 10 月 22 日出现精神症状，胡言乱语，两目发直。体检扑击震颤（±），踝痉挛（＋），肝肋下及边，较入院时有缩小趋势。邀中医会诊。

10 月 22 日一诊 患者两目直视，语言颠倒，计算力尚正确，发热口干，唇舌红赤，脉弦数。体温 39℃。

辨证：邪热湿毒入于心营。

治法：清心凉营，滋阴解毒。

处方：黄连 10g　莲子心 10g　牡丹皮 13g　生地黄 13g

连翘 15g　水牛角 20g　金银花 15g　泽泻 13g

竹叶 10g　北沙参 15g　麦冬 30g　玄参 10g

10 月 25 日二诊　患者服上方后神志见清，发热退至36.9℃，但黄疸尚深，大便未下，小便短赤，舌红少津、苔干厚，脉弦数。复查肝功能：Bil 19.3mg%，GPT 798U，TTT 16U。

辨证：湿热并盛，弥漫三焦。

治法：清解通降，利胆退黄。

处方：茵陈 30g　金钱草 20g　栀子 13g　黄柏 13g

黄连 10g　败酱草 15g　牡丹皮 13g　大黄 10g

泽泻 10g　车前子 20g　瓜蒌 30g　枳实 10g

11 月 5 日三诊　患者黄疸已渐消退，大便已通，邪毒清解，仍感口干，食欲欠振，时觉心慌气短，乃邪退正虚之象。查肝功能，Bil 8.2mg%，GPT 582U，TTT 7U。肝在肋下 2cm、剑下 3cm，质软。

辨证：邪退正虚，阴伤气弱。

治法：滋阴补气，健脾调胃。

处方：茵陈 30g　郁金 10g　金钱草 15g　麦冬 20g

石斛 13g　知母 10g　黄柏 10g　炒栀子 10g

牡丹皮 13g　炙甘草 10g　白芍 15g　云茯苓 13g

白术 13g　沙参 20g　远志 10g　柏子仁 10g

11 月 18 日四诊　患者黄疸已基本消退，消化道症状不多，主诉口干苦、思饮、食欲不振、乏力、盗汗、夜眠差，舌淡红少津无苔，脉细数。

辨证：气阴两伤，心脾虚亏。

治法：补益心脾，养血安神。

处方：党参 15g　白术 15g　茯苓 15g　炙甘草 10g

　　　炙黄芪 20g　当归 10g　生地黄 13g　熟地黄 13g

　　　麦冬 30g　白芍 15g　酸枣仁 13g　首乌藤 30g

　　　五味子 30g　茵陈 30g　泽泻 13g　金钱草 15g

12 月 12 日五诊　患者黄疸已全部消退，阴伤渐复，食欲睡眠有进步，不耐劳累，稍事活动仍感心慌、出汗。查肝功能，Bil 微量，GPT 100U，TTT 11U。继续补气养血，扶脾柔肝安神。

处方：当归 10g　白芍 15g　党参 15g　炙黄芪 20g

　　　白术 15g　云茯苓 13g　丹参 13g　益母草 13g

　　　麦冬 20g　五味子 20g　炙甘草 10g　牡蛎 15g

　　　熟地黄 15g　酸枣仁 10g　首乌藤 30g

【按语】本例患者在住院初期病情进展很快，一度出现肝昏迷前期症状，根据症情加用中药清心凉营后使毒热清解，第二诊又采用釜底抽薪之法，肃清肠道积滞，使邪毒排出体外，促使黄疸迅速消退。患者邪退后出现阴伤正虚现象，及时加入补益心脾、滋阴复液之剂，帮助患者肝功能和体力迅速恢复。

例 4

崔某，女，40 岁，社员，病历号：81598，入院日期：1981 年 4 月 4 日。

主诉：食欲不振，尿黄 1 个月余，眼黄 11 天。

现病史：患者1个月前开始发热（高达40℃），烧退后食欲不振，恶心呕吐，尿黄如浓茶，明显乏力。在当地医院检查疑为肝炎，后来北京看病发现眼黄，查肝功能 Bil 6.6mg%、GPT 752U、TTT 7U。诊断为急性肝炎转来我院。

查体：T 37.8℃，P 80 次/分钟，R 22 次/分钟，BP 120/80mmHg。神清，皮肤及巩膜重度黄染，腹平软；肝上界第五肋间，肝在肋下 1.5cm、剑下 3.5cm，有明显触痛，中等硬度；脾在肋下 1.5cm，质软；腹水征（－），下肢无浮肿。

患者住院后先用西药治疗，黄疸逐渐加深达到 23.8mg%，体温波动在 38～40℃之间。经过各项检查和治疗，虽黄疸见退，但消化道症状不缓解，肝脏明显较入院时缩小，患者处于衰竭状态，做肝穿刺检查，确认为亚急性重型肝炎，邀中医会诊。

4月25日一诊　患者黄疸深，肢体消瘦，胃脘中满，腹部凹陷，食欲不振，无恶心呕吐，口干思饮，大便数日未行，脉弦数，舌质红苔厚腻。查肝功能，Bil 8.0mg%，GPT 256U，TTT 4U。

辨证：湿热郁结，中焦失运。

治法：芳化开中，清利湿热。

处方：茵陈30g　栀子10g　郁金10g　金钱草20g
　　　云茯苓13g　藿香10g　佩兰13g　马尾连10g
　　　陈皮10g　瓜蒌20g　枳壳10g　车前子20g
　　　熟大黄10g　大腹皮10g　泽泻10g　飞滑石15g

5月6日二诊　患者黄疸见消退，大便转润，食欲增加，体温为37.1～37.5℃，舌苔厚白，脉弦细数。继续清化消导。

处方：茵陈 30g　栀子 10g　郁金 10g　金钱草 15g

　　　云茯苓 13g　枳壳 10g　大腹皮 13g　车前子 20g

　　　黄连 10g　瓜蒌 20g　陈皮 10g　焦山楂 20g

　　　焦神曲 20g　焦麦芽 20g　丹参 13g　佛手 13g

　　　当归 10g　赤芍 10g

5 月 22 日三诊　患者黄疸继续消退，精神弱，乏力，食欲尚可，便秘，大便时脱肛，腹痛，有时心悸出汗，舌质淡红，脉细数。查肝功能，Bil 3.1mg%，GPT 128U，TTT 13U。

辨证：邪退正虚，气血兼亏。

治法：补气养血，滋阴扶脾。

处方：当归 10g　白芍 15g　生地黄 15g　熟地黄 15g

　　　桂枝 3g　党参 15g　炙黄芪 20g　白术 15g

　　　五味子 20g　麦冬 20g　炙甘草 10g　火麻仁 10g

　　　莪术 10g　丹参 13g　柴胡 6g　升麻 5g

　　　云茯苓 13g

6 月 26 日四诊　患者一般情况良好，体力在恢复中，低烧已退，食欲增加，面容已较丰润，舌质淡红，脉细数；肝脏未触及，腹水（－），偶有肝区疼痛。查肝功能，Bil 1.6mg%，GPT 100U，TTT 5U。为拟补气养血、柔肝扶脾之剂回家继续服用。

处方：党参 15g　炙黄芪 20g　白芍 15g　生地黄 15g

　　　熟地黄 15g　山茱萸 10g　白术 15g　当归 10g

　　　肉苁蓉 10g　丹参 13g　川楝子 13g

　　　王不留行 15g　五味子 20g　炙甘草 10g

　　　火麻仁 10g　麦冬 20g　云茯苓 13g

【按语】本例患者病情一度危重，主要为高烧持续不退与消化道症状消耗体力所致。根据中满、便秘、苔厚等症候，辨证其为湿热蕴结、中焦失运，给予宽中消导之剂。不过患者体弱，用药以疏导为主，以促使胃肠的运化功能恢复。此方服后，宿滞排出，湿热得解，食欲增加，消化道症状逐渐缓解，之后又连续服用清解健运之剂，使低烧亦退，最后转入扶正，以补气养血收功。遗憾的是，患者肝脏尚不能触及，有待气血充足后，肝细胞新生增多，方能彻底恢复。

（四）肝硬化案例

例1

实某，男，40岁，工人，病历号：79221，入院日期：1980年5月26日。

主诉：最近出现黄疸，同时伴有消化道症状。

现病史：患者自1979年6月开始感觉乏力，腹胀，恶心，查肝功能异常，诊断为急性肝炎，经治疗消化道症状消失，但肝功能持续不正常。1980年初又感消化道症状增多，2次住院治疗，曾出现过可疑腹水。最近发现黄疸，同时伴有消化道症状，来我院治疗。

查体：患者发育、营养中等，神清，慢性病容，面色晦暗，有轻度黄疸，颈、肩、手背可见11颗蜘蛛痣，肝掌（±）；心界不大，心率80次/分钟，律齐，无杂音；腹软，肝上界锁骨中线第五肋间，肝肋下及边，剑突下1.5cm，质中等硬度，压痛（−），叩击痛（−），脾未及，腹移动性浊音（±）。门诊化验 GPT 386U，TTT 15U，Bil 4.4mg%，蛋白电泳 A 41.6、α_1 1.4、α_2 1.7，β 5.8，γ 49.5，T. P. 7.2g%，HBsAg（＋）。

初步印象：慢性活动性肝炎，早期肝硬化。

最后诊断：慢性活动性肝炎，早期肝硬化。

6月3日一诊 患者病程一年余，肢体消瘦，面色晦暗，有轻度黄疸，下肢浮肿，脘腹胀满，不思饮，小便短赤，大便稀溏，舌质淡，苔白腻，脉细数，尺脉亦数。

辨证：脾虚湿困，气滞水停。

治法：健脾利湿，温阳化气。

处方：茯苓皮 30g　大腹皮 13g　白术 13g　炮附子 3g

　　　桂枝 6g　泽泻 10g　木香 10g　冬瓜皮 15g

　　　冬瓜子 15g　猪苓 13g　水葱 10g

　　　车前子（包）30g　抽葫芦 20g

6月21日二诊 患者腹水已大幅度消退，阴伤较重，舌绛红少津无苔，周身乏力。复查肝功能：Bil 1.2mg%，GPT 46U，TTT 20U↑，蛋白倒置2.2/4.1。

辨证：邪退正虚，气阴两伤。

治法：健脾补气，滋阴复液。

处方：党参 15g　炙黄芪 20g　白术 15g　茯苓皮 30g

　　　桂枝 6g　麦冬 30g　生地黄 13g　当归 10g

　　　白芍 15g　玉竹 20g　木香 10g　抽葫芦 20g

9月4日三诊 上方连续服用两个月，患者脾气已大部恢复，蛋白倒置已得到纠正（4.1/2.1），肝功能亦基本恢复。拟健脾滋补肝肾之剂回家服用，以资巩固。

处方：党参 15g　炙黄芪 20g　白术 15g　茯苓皮 20g

　　大腹皮 13g　　木香 10g　　泽泻 13g　　王不留行 15g

　　莪术 10g　　丹参 13g　　桂枝 5g　　补骨脂 10g

　　当归 10g　　麦冬 30g　　白芍 15g

　　【按语】本患者为慢性活动性肝炎，病程长，长期情志抑郁，营养失调，机体气血津液耗损，形成肝、脾、肾三脏俱病，肝阴耗损，肾精亏虚，脾运不健，既不能气化膀胱，又不能温运脾阳，导致水温内停、腹胀肢肿。治疗之法本着先祛邪后扶正的原则，首先以驱水为主，继之气阴双补、扶脾滋肾以调补恢复肝肾的疏泄气化功能，最后在健脾滋肾基础上加入活血化瘀之品，以疏通脉络、养血柔肝，巩固病情。

　　本例属于"脾虚湿困"按上述治疗方案处理，收效迅速，不过在具体工作中，还要针对实际症情，严密观察邪与正的虚实，予以全面照顾，特别是保护津液、维护肾气最为关键，要注意观察脉息和舌质，判断正气和津液的消长，以决定处方药物配伍和剂量。个别腹胀紧迫、大便秘结的体实患者，可短期加给通降药物，如大黄、牵牛子等，使积水从浊道排出，以减轻腹腔压力；还可加给理气消胀药，如香附、莱菔子、沉香等。

　　第一诊由于患者舌质淡、不思饮、脉细数，才能确诊为寒证，运用桂枝、附子温阳化气。附子性温有剧毒，用时剂量不宜过大，煎煮时应先煎以减少毒性。

例 2

　　朱某，45 岁，社员，病历号：81241，入院日期：1981 年 2 月 18 日。

主诉：食欲不振、乏力、尿黄十余天。

现病史：患者10天前感觉乏力，食欲不振，恶心，上腹胀满，呃逆，尿黄似浓茶，3天前发现眼黄，在院外查肝功能 GPT 500U↑转来我院。

查体：T 36.5℃，P 78/分钟，R 18/分钟，BP 130/90mmHg。神清，精神弱，皮肤及巩膜重度黄染，右颈部可见蜘蛛痣1颗，肝掌（－）；肝在第六肋间，肝在肋下1cm、剑下2.5cm，质中，叩击痛明显；脾在肋下4～5cm，质硬，边缘钝；胆囊未及，腹水征（－），双下肢不肿。查肝功能，Bil 9.3mg%，GPT 758U，TTT 8U。

初步诊断：肝炎后肝硬化。

患者住院后先用西药治疗，1周后因黄疸继续上升，症状增多，邀中医会诊。

2月26日一诊 患者黄疸深，脘腹胀痛，低烧，乏力，大便秘结，小便深黄，舌苔干厚，脉弦数。查肝功能，Bil 11mg%。

辨证：湿热蕴结，中焦失运。

治法：清化湿热，宽中消导。

处方：茵陈30g　栀子10g　金钱草30g　大腹皮10g
　　　白术10g　泽泻10g　车前子20g　酒大黄5g
　　　黄连10g　瓜蒌30g　炒枳实10g　云茯苓13g

3月11日二诊 患者黄疸已见明显消退，胃纳亦有增加，唯消化能力尚弱，偶有肝区疼痛。复查肝功能：Bil 5.9mg%，GPT 360U，TTT 16U。继续清化余热，佐以扶脾定痛。

处方：茯苓13g　白术13g　焦山楂30g　焦神曲30g

焦麦芽 30g　枳壳 10g　当归 10g　佛手 13g

赤芍 10g　白芍 10g　柴胡 6g　陈皮 10g

莪术 10g　丹参 13g　莱菔子 13g

3 月 27 日三诊　患者一般情况好，精神、食欲明显好转，舌苔干厚少津，肝区偶痛，左手关脉细。

辨证：湿热已清，阴伤欠复。

治法：养血和肝，滋阴扶脾。

处方：当归 10g　白芍 15g　石斛 13g　生地黄 10g

麦冬 20g　益母草 13g　莪术 10g　王不留行 15g

丹参 13g　白术 13g　云茯苓 13g　延胡索 10g

川楝子 13g　鸡血藤 15g

4 月 17 日四诊　患者仍少量黄疸，舌苔转润，肝区痛减，肝肋下未及，剑下及边，脾在肋下 4cm。复查肝功能：Bil 1.2mg%，GPT 78U，TTT 13U。患者要求回家休养，为拟巩固方带药回家。

治法：养血和肝，活血化瘀软坚。

处方：当归 10g　白芍 15g　生地黄 10g　熟地黄 10g

丹参 13g　莪术 10g　益母草 15g　王不留行 15g

泽兰 13g　白术 15g　云茯苓 13g　焦山楂 20g

焦神曲 20g　焦麦芽 20g　木香 10g　柴胡 10g

郁金 10g　醋鳖甲 15g

【按语】此例患者为肝炎后肝硬化，脾大质硬，有血瘀征象。在治疗初期因中焦湿热郁积，先予清化消导之剂，湿热解后即时加入活血软坚药物，以消肝脾炎症，至出院时肝大消解、脾大未消，在方剂中加入软坚化瘀之品继续消解。

例3

吕某，女，38岁，检验员，病历号：82693，入院日期：1981年8月3日。

主诉：肝功能异常伴腹胀、腹水1年。

现病史：患者于1980年8月发热达39℃，伴有食欲不振、腹胀，在当地医院检查肝功能异常。住院治疗期间出现腹水，5个月后出院。1981年秋又感腹胀，腹水加重来我院治疗。

查体：T 36.3℃，P 100次/分钟，R 18次/分钟，BP 120/80mmHg。院外查肝功能，Bil微量，GPT 400U，TTT 7U。

初步诊断：肝硬化腹水（失代偿期）；腹腔感染。

8月11日一诊 患者1年来腹水屡次出现，积水甚多，腹部膨隆，下肢浮肿，舌质红、少津，面色萎黄，巩膜无黄染，脉细数乏力。查肝功能，GPT 452U，TTT 15U，A/G 1.6/3.2。

辨证：脾虚失运，水湿内停。

治法：健脾通阳，利水消肿。

处方：茯苓皮30g　大腹皮15g　抽葫芦30g　白术13g
　　　党参15g　麦冬30g　车前子30g　桂枝6g
　　　猪苓13g　泽泻13g　路路通10g　木香10g

8月19日二诊 患者服上方后，小便量增多，腹水和浮肿渐消退，午后仍感腹胀，矢气少。此积水乃气分失调之故，在原方基础上加入理气消胀之味。

处方：茯苓皮30g　大腹皮13g　抽葫芦30g　党参15g
　　　桂枝6g　香附10g　车前子30g　麦冬30g
　　　厚朴13g　白术10g　冬瓜皮15g　乌药10g

8月28日三诊 患者腹水在消退中，最近小便量不多，矢气少，腹胀加重，阴伤重，舌红少津，脉细数少力。中药加强温阳化气之品，以增强肾脏排尿功能。

处方：茯苓皮 30g　大腹皮 13g　冬瓜皮 15g　木香 10g
　　　桂枝 6g　附片 1.5g　泽泻 10g　抽葫芦 30g
　　　炙黄芪 20g　麦冬 30g　党参 15g　车前子 30g
　　　牛膝 10g　白术 15g　石斛 10g

9月8日四诊 患者服上方后小便量增加，腹水大部分消退，矢气较多，腹胀减轻，正气尚弱。继续补益脾肾，养血柔肝。

处方：炙黄芪 30g　党参 20g　白术 15g　茯苓皮 30g
　　　大腹皮 13g　木香 10g　乌药 10g　冬瓜皮 15g
　　　桂枝 6g　牛膝 10g　白芍 15g　炮附子 1.5g
　　　麦冬 30g　生地黄 13g

复查肝功能：Bil 微量，GPT 283U，TTT 16U，A/G 2.6/2.6。

9月22日五诊 患者一般情况好，腹水基本消退，津伤渐复，食欲增加，每天可进食 7 两，脉较前有力，舌质红少津。继续补气养血，扶脾滋肾以巩固症情。

处方：炙黄芪 30g　党参 20g　白术 20g　云茯苓 20g
　　　麦冬 30g　桂枝 6g　木香 10g　当归 10g
　　　白芍 20g　生地黄 20g　玉竹 20g　川续断 20g
　　　枸杞子 15g　菟丝子 13g

10月6日六诊 患者面色红润丰满，食欲增加，腹水消退，体力增加，舌苔厚白、稍干，脉搏较前有力。

辨证：邪退气血渐复，津伤尚重。

治法：补气养血，滋阴复液。

处方：党参 15g　炙黄芪 30g　白术 20g　茯苓皮 30g

　　　麦冬 30g　生地黄 13g　当归 10g　白芍 15g

　　　菟丝子 15g　枸杞子 15g　川续断 15g

　　　桑寄生 15g　木香 10g　乌药 10g　石斛 15g

【按语】治疗过程中消腹水西药收效快，我院一般以西药为主进行治疗，中药以滋阴益肾为主配合治疗。本例在三诊时发现，患者在西药利尿药剂量未减的情况下尿量减少、腹水增多，说明肾脏排尿功能减弱，中药即时加入温阳化气之品，加强了肾脏排尿能力使腹水迅速消退。

中医在治疗腹水时，本着先消水后扶正的原则，随着腹水消减，严密观察肾气和津液的耗损情况，适当增加补气、滋肾、助阳、生津之品，以维护肾脏和津液。

例4

霍某，男，47 岁，工人，病历号：75385，入院日期：1981 年 8 月 12 日。

主诉：近 10 天来腹水增多，病情反复加重。

现病史：患者 1978 年起肝功能异常伴有消化道症状，诊断为迁延性肝炎，曾在我院住院，3 年来多次反复。本次发病起于 10 天前感冒发热（39.5℃），伴有腹泻日下 7～8 次，为黄色水样便，无腹痛和里急后重，经治疗腹泻控制，但腹部一天天增大，腹胀难忍，双下肢浮肿，精神弱，身体日渐消瘦。

查体：患者面色晦暗，精神差，消瘦，巩膜、皮肤轻度黄染，肝掌（＋），蜘蛛痣（＋），肝界第四肋间，腹膨隆，肝脾触诊不满意，腹水征（＋＋），移动性浊音（＋＋）。查肝功能，Bil 1.95mg%，GPT 420U，TTT 20U↑。

诊断为慢性活动性肝炎，肝硬化，腹水。

8月13日一诊 患者面色晦暗，脘腹胀满，呼吸紧促，小便少，大便秘结不畅，舌红，苔白厚少津，脉细数。

辨证：脾虚失运，水湿内停。

治法：扶脾滋肾，通阳利水。

处方：茯苓皮 30g　白术 15g　大腹皮 13g　葶苈子 10g
　　　党参 13g　炙黄芪 15g　桂枝 6g　赤小豆 15g
　　　木香 10g　牛膝 10g　车前子 30g　抽葫芦 20g

8月25日二诊 患者腹水渐消，呼吸舒畅，略有低烧，小便量每天 3000mL 左右，脉搏转有力，津伤不重。依原议继进。

处方：党参 15g　炙黄芪 20g　白术 15g　茯苓皮 30g
　　　大腹皮 13g　生地黄 13g　麦冬 30g　地骨皮 13g
　　　银柴胡 10g　鳖甲 13g　莪术 10g　王不留行 15g

9月11日三诊 患者腹水消退大半，阴伤较重，口干思饮，舌红少苔，脉搏转有力。复查肝功能：GPT 192U，TTT 20U↑。检查结果提示邪退正虚，下一步治疗应以健脾滋肾为主。

处方：党参 15g　炙黄芪 20g　白术 15g　麦冬 30g
　　　茯苓 15g　黄精 15g　桂枝 6g　大腹皮 13g
　　　女贞子 13g　冬瓜皮 15g　抽葫芦 20g
　　　车前子 30g　玉竹 15g　木香 10g　菟丝子 13g

9 月 25 日四诊　患者食欲精神好，腹水基本消退，津伤渐复，小便量每天 2000mL 左右，舌质红尚润，脉搏有力，肝功能已达到出院标准，为拟巩固方继服。

处方：党参 15g　炙黄芪 20g　茯苓皮 30g　大腹皮 13g
　　　白术 15g　炙甘草 10g　麦冬 30g　当归 10g
　　　白芍 15g　桂枝 5g　丹参 13g　莪术 10g
　　　生地黄 15g　熟地黄 15g　车前子 20g
　　　赤小豆 15g

【按语】腹水产生原因有脾虚不能利湿、肾虚不能温阳化气两种，在治疗原则上是先驱水后扶正，强调辨证准确，有的放矢，更要注意正气和津液的损耗。与西药配合治疗时，更应注意保护肾气和津液，尽量避免中西药物重叠，必须密切配合，互相支援，以达相辅相成的目的。

本患者腹胀紧迫时，单纯靠利小便不易缓解，患者体力允许时，可短期加给牵牛子 15～30g，从浊窍泻水以减轻腹腔压力。还可加用木香、乌药、沉香、厚朴等理气之品来缓解胀满。患者体虚邪实，可以采取泻水和扶正交错法进行治疗，以免过伤正气。

例 5

史某，男，44 岁，工人，病历号：84941，入院日期：1982 年 4 月 9 日。

主诉：患肝炎 3 年，近 10 天尿黄、眼黄。

现病史：患者 1979 年体检时发现 GPT 370U、HAA（－），无黄，经住院治疗 GPT 波动不降总在 300～400U 之间。近 10

天来出现黄疸，纳差，恶心，乏力明显，查肝功能，GPT 695U、TTT 20U↑、Bil 15.6mg%。收住院。

查体：T 36℃，P 80 次/分钟，R 90 次/分钟，BP 120/80mmHg。患者面色晦暗，手背有蜘蛛痣 2 个，皮肤重度黄染，腹软；肝在第五肋间，肋下 7cm、剑下 4cm，质中等偏硬；脾未及，腹水征（－），下肢浮肿（－）。

初步诊断：慢性肝炎，早期肝硬化。

4 月 12 日一诊 患者黄疸深，脘腹胀满拒按，大便欠爽，厌油纳差，舌苔干厚质红，脉弦实有力。

辨证：湿热阳黄，中焦痞满，肝大血瘀。

治则：清化湿热，宽中消痞。

处方：茵陈 30g 栀子 13g 黄柏 13g 黄连 10g

瓜蒌 30g 枳实 10g 酒大黄 10g 大腹皮 13g

车前子 20g 败酱草 15g 滑石 15g

4 月 20 日二诊 患者黄疸未见明显消退，大便不爽，脘腹胀满，肝大未消。舌红少津，脉弦数。

辨证：热盛伤阴，肠道燥结，腑气不通。

治法：滋阴润燥，宽中开痞，通降消导。

处方：茵陈 30g 郁金 10g 金钱草 20g 云茯苓 13g

生地黄 13g 玄参 15g 金瓜蒌 30g 麦冬 20g

枳实 10g 生大黄 10g 元明粉 15g 车前子 20g

5 月 3 日三诊 患者服上方后，翌日即得大便，量多，便后脘腹宽畅，黄疸逐渐消退，食欲增加。目前湿热已见清解，下一步治疗在清解退黄剂中加入活血化瘀之味，以消肝脏炎症。复查肝功能：Bil 6.5mg%，GPT 334U，TTT 20U↑。

处方：茵陈 30g　　郁金 10g　　金钱草 15g　　莪术 10g

　　　　三棱 10g　　丹参 13g　　生地黄 13g　　当归 10g

　　　　赤芍 10g　　益母草 15g　　王不留行 15g

　　　　车前子 20g　　火麻仁 10g　　泽泻 10g

5 月 19 日四诊　患者黄疸继续消退，脘腹不胀，二便亦趋正常，口舌仍感干燥并有血痂，肝在肋下 4cm、剑下 4cm，质硬。复查肝功能：Bil 2.9mg%，GPT 249U，TTT 18U。治疗继续活血软坚化瘀，滋阴复液。

处方：茵陈 30g　　郁金 10g　　金钱草 15g　　益母草 15g

　　　　生地黄 15g　　麦冬 20g　　女贞子 13g　　莪术 10g

　　　　三棱 10g　　败酱草 10g　　王不留行 15g　　泽兰 10g

　　　　丹参 13g　　香附 10g　　泽泻 10g　　车前子 20g

6 月 3 日五诊　患者还有少量残黄，面部及四肢轻度浮肿，小便量减少，脉细数，舌质淡，食欲尚可。

辨证：邪退正虚，脾阳不足，水湿不行。

治法：健脾利湿，补气消肿。

处方：茵陈 30g　　金钱草 15g　　焦白术 15g　　云茯苓 15g

　　　　党参 15g　　炙黄芪 20g　　车前子 30g　　桂枝 5g

　　　　莪术 10g　　冬瓜皮 15g　　王不留行 15g　　丹参 13g

6 月 16 日六诊　患者浮肿已退，黄疸基本消退，肝在肋下 4cm、剑下 3cm，精神食欲好，面容较前光泽丰满。复查肝功能：Bil 1.2mg%，GPT 230U，TTT 19U。为拟巩固方回家继续服用。治疗仍以健脾利湿、活血化瘀为主。

处方：党参 15g　　炙黄芪 20g　　白术 15g　　猪苓 13g

　　　　桂枝 6g　　莪术 10g　　赤小豆 15g　　王不留行 15g

　　木香 10g　　大腹皮 13g　　泽泻 13g　　麦冬 30g

　　丹参 13g　　益母草 10g

【按语】本例患者特点是中焦痞满，肝大瘀血。在开始治疗时，应抓住痞满、苔厚、脉实有力的时机，大力进行通降祛邪，但第一方服后效果不显，鉴于口干便燥，在原方基础上加入增液汤，用滋润方法后积滞排解、湿热得清，黄疸迅速消退。随之即将治疗重点转入活血化瘀以消肝肿，患者连续服药 2 个疗程，检查肝脏肿大从 7cm 缩小至 4cm，精神、食欲亦有好转。最后治疗转向健脾调胃恢复善后。

例6

江某，男，47 岁，工人，病历号：85091，入院日期：1982 年 4 月 23 日。

主诉：肝功能反复异常 5 年，食欲不振加重、尿黄 1 个月余。

现病史：患者 1977 年因两肋疼痛，食欲不振，查肝功能 GPT 500U 以上、TTT < 10U、无黄疸，按肝炎治疗，几年来无明显不适，故未复查肝功能。今年 3 月发热达 39℃，同时伴有消化道症状，继之出现黄疸，在院外查肝功能，GPT 490U，TTT 20U，Bil 10mg%，HBsAg（－），B 型超声提示"肝硬化"收住院。

查体：T 36℃，P 76 次/分钟，R 18 次/分钟，BP 110/30mmHg。神清，发育、营养中等，面色晦暗，面部皮肤、巩膜重度黄染，肝掌（±），蜘蛛痣（＋），浅表淋巴结无肿大，心肺正常，腹平软；肝上界第六肋间，肝在肋下 4～5cm、剑下 6cm，质硬，表面尚光滑，叩触痛（＋）；脾肋下 4cm，质硬；移动性浊音（－），双下肢不肿。初步诊断为肝炎后肝硬化。

住院后查肝功能，Bil 6.3mg%，GPT 386U，TTT 20U，A/G 2.9/3.8。

患者入院后先用西药治疗，后因蛋白倒置警惕出现腹水，邀中医会诊。

5月7日一诊 患者面色晦暗，肝脾肿大，胁痛，脘腹胀满，食欲一般，齿衄频繁，舌质红少津，脉弦数。

辨证：久病伤阴，肝血耗损，阴虚血燥。

治法：滋补肝肾，凉血活血。

处方：牡丹皮13g　生地黄15g　女贞子13g　泽泻10g

　　　　茯苓13g　山药13g　五灵脂5g　蒲黄5g

　　　　丹参13g　白术15g　炒白芍15g　当归10g

　　　　鳖甲15g　焦栀子13g　白茅根20g

5月17日二诊 患者服上方后尚合病机，诸症速减，津伤尚重。复查肝功能：Bil 3.3mg%，GPT 256U，TTT 20U↑。原方继进加麦冬20g。

5月27日三诊 患者肝区痛减，牙出血基本控制，仍感口干、夜眠差，舌质红少津稍有白苔，脉弦细数。

辨证：阴虚血燥已见纠正，肝血仍感不足。

治法：养血滋阴，凉血平肝。

处方：当归10g　白芍15g　生地黄13g　熟地黄13g

　　　　女贞子13g　牡丹皮13g　天冬15g　麦冬15g

　　　　丹参13g　佛手13g　黄精15g　首乌藤30g

酸枣仁 10g　鳖甲 15g

6 月 17 日四诊　患者一般情况好，肝区不痛，脾区痛，经过治疗阴虚血燥已明显恢复，牙出血很少，精神食欲均佳，面容亦较光泽。复查肝功能：Bil 2.3mg%，GPT 106U，TTT 20U。治疗在滋补肝肾剂中加入活血软坚之味，以消肝脾肿大。

处方：当归 10g　　赤芍 10g　　生地黄 13g　　鳖甲 15g
　　　　三棱 10g　　莪术 10g　　黄精 13g　　王不留行 15g
　　　　丹参 13g　　益母草 15g　云茯苓 13g　　麦冬 30g
　　　　白茅根 20g　铁树叶 10g　马鞭草 10g　　大枣 3 枚

7 月 5 日五诊　患者病情继续好转，肝功能亦在恢复，肝脾痛减，饮食正常，口不干，舌质红、转润，脉搏弦缓有力；肝在肋下 3cm、剑下 4cm，脾大（肋下 4cm）。复查肝功能：Bil 微量，GPT 115U，TTT 16U。在原方基础上加入扶脾之味以资巩固。

处方：当归 13g　　赤芍 10g　　白芍 10g　　生地黄 15g
　　　　熟地黄 15g　鳖甲 15g　　三棱 10g　　鸡血藤 15g
　　　　王不留行 15g莪术 10g　　黄精 10g　　益母草 15g
　　　　焦白术 15g　云茯苓 13g　白茅根 15g
　　　　首乌藤 30g　怀山药 15g　丹参 13g

【按语】本例患者虽然肝脾肿大，但前期治疗必须先解决阴虚血燥问题，使阴液恢复后才能进行活血化瘀，血脉枯涸不能达到活血目的。最初几次处方均以滋阴凉血救液为主，正是为了后期活血创造条件，不过肝大消退较易，脾大较难。在使用活血破血药物时，要注意患者有无出血倾向，防止造成内出血。

例7

洪某，男，64 岁，工人，病历号：86354，入院日期：1982 年 8 月 16 日。

主诉：食欲不振、尿黄 6 天，眼黄 5 天。

现病史：患者住院前 4 天持续发热，最高达 38℃，伴恶寒，食欲不振，逐渐出现呕吐、尿黄、眼黄等症状，赴首都医院检查，查肝功能异常，Bil 6mg%，GPT 470U，TTT 2.5U，A/G 3.3/3.8，HBsAg（+）。以肝炎转来我院。

查体：T 36℃，P 82 次/分钟，R 20 次/分钟，BP 130/80mmHg。神清，皮肤及巩膜中度黄疸，面色晦暗，面部毛细血管扩张，心肺正常，淋巴结和腮腺不肿大，腹平软；肝上界第六肋间，肝在肋下 3cm、剑下 5cm，质中；脾不及；腹水征（±），下肢无浮肿。

初步诊断：慢性活动性肝炎，早期肝硬化。

患者住院后因发热持续不退、消化道症状不缓解、黄疸持续上升（6mg→10.1mg→16.4mg→19.3mg），邀中医会诊。

9 月 1 日一诊 患者黄疸深，面色晦暗，肠鸣腹胀，大便溏泻，气短自汗，全身无力，脉细，舌质淡红、苔厚腻。根据症情分析，黄深中满属邪实，短气自汗脉细属正虚，正气不足，正不胜邪。查肝功能，Bil 19.3mg%，GPT 582 U，TTT 20U。

辨证：湿热蕴结，中焦失运。

治法：先从扶正固脱，待正气得复再退黄清解。

处方：人参 10g　　麦冬 20g　　五味子 20g　　炙甘草 10g
　　　白芍 15g　　厚朴 10g　　浮小麦 15g　　炒枳壳 10g
　　　生姜 2 片　　大枣 3 枚

9 月 6 日二诊　患者服中药后未吐，泻泄亦止，自汗止，精神略振、黄疸未再增加，脉搏稍有起色，舌苔薄腻，嘱少量多次进食，以调补胃气。在原方基础上加入清解退黄之味。

处方：人参 10g　　麦冬 20g　　五味子 20g　　云茯苓 13g
　　　白术 10g　　厚朴 10g　　金钱草 15g　　茵陈 30g
　　　郁金 10g　　泽泻 10g　　焦山楂 20g　　焦神曲 20g
　　　焦麦芽 20g　黄柏 10g　　车前子（包）20g

9 月 11 日三诊　患者精神、食欲均有好转，黄疸有消退趋势，复查胆红素为 18.6，脉弦数有力。治疗时将扶正药物减去，以清解利胆退黄为主。

处方：茵陈 30g　　郁金 10g　　金钱草 15g　　栀子 10g
　　　黄柏 10g　　大腹皮 13g　莪术 10g　　车前子 20g
　　　茜草 10g　　猪苓 13g　　王不留行 15g　枳壳 10g

9 月 23 日四诊　患者黄疸已见明显消退，胃消化力尚差，有时嘈杂反酸，舌苔白厚，脉弦数。复查肝功能：Bil 8.9mg%，GPT 84 U，TTT 14U。

治法：清化湿热，扶脾健运。

处方：茵陈 30g　　郁金 10g　　金钱草 15g　　鸡内金 13g
　　　栀子 10g　　枳壳 10g　　青皮 10g　　陈皮 10g
　　　焦山楂 30g　焦神曲 30g　焦麦芽 30g
　　　大腹皮 13g　泽泻 13g　　车前子 20g　　云茯苓 13g

10 月 6 日五诊　患者黄疸消退大半，胃纳转佳，下肢有轻度浮肿，舌质淡，舌体有裂纹，脉细数。

辨证：湿热已消，脾阳不足。

治法：健脾补气，温阳利湿。

处方：茵陈30g　金钱草15g　白术15g　云茯苓13g

党参13g　炙黄芪15g　桂枝6g　大腹皮10g

当归10g　白芍15g　泽泻10g　神曲15g

10月30日六诊　患者一般情况好，肝功能已基本正常，舌质尚淡、无苔有裂纹，元气尚待恢复。复查肝功能：Bil微量，GPT 84U，TTT 9U。准予出院，为拟巩固补养方继服。

治法：健脾调胃，通阳补心。

处方：当归10g　白芍15g　党参15g　炙黄芪20g

白术15g　云茯苓13g　桂枝6g　炮附子1.5g

丹参13g　大腹皮13g　木香10g　泽泻13g

【按语】本例患者年事已高，持续多日高烧不退、腹泻、食欲不振，已出现阳虚自汗、精神萎靡的征象，急则治其标，先用敛汗固脱之剂治疗，数天后症情稳定，即时转入清化退黄。在退黄期间，患者又出现胃弱失运的现象，改用攻补兼施之法，边退黄边消导，黄疸基本消退后，又以健脾通阳补气之法调理善后，恢复体力。治疗过程中由于辨证即时，处方巧妙，促使症情迅速好转。

中医辨证的关键在于鉴别虚实，本患者治疗初期邪实正虚同时存在，但患者年岁大，消化道症状多，已呈衰竭状态，治疗时当机立断先以"留人"为主，以抢救危急，危象缓解后即时转入退黄，但扶正药不减，至第三诊时患者正气已复，即转以清解退黄，后期又出现邪退正虚征象，再加入补气通阳扶脾之品。总之，治疗全程无时无刻不照顾到脾胃。"脾为后天之本"，古人亦教导我们，"见肝之病，当先实脾"，必须维护和改善患者的受纳、运化、吸收能力，才能保证其营养供应。治疗后期则以健脾补肾收功。

例8

赵某，男，38岁，工人，病历号：87980，入院日期：1983年3月2日。

主诉：纳差，乏力，恶心，腹胀，尿黄1个半月。

现病史：患者于16年前体检时发现GPT偏高，经治疗后指标下降，之后一直坚持工作未复查。近1个半月患者食欲不振，乏力，恶心，反酸，腹胀，尿黄似浓茶，鼻出血；近十余天尿量减少，下肢浮肿，腹胀痛；近2天因发热，食欲不振，在院外查肝功能，Bil 7.5mg%、GPT 200U↑、TTT 10U，转来我院。

查体：T 38.5℃，P 92次/分钟，R 23次/分钟，BP 110/60mmHg。发育、营养中等，神清，慢性病容，面色晦暗，蜘蛛痣（+），肝掌（+），皮肤及巩膜黄染中度，表浅淋巴结无肿大，双肺未闻干湿啰音，心律齐，心尖部闻及2~3级杂音，肝上界第六肋间，肝叩击痛（+），腹部压痛（+）、反跳痛（+），腹水征（+），脾脏触诊不满意，下肢浮肿（+）。

初步诊断：肝炎后肝硬化，腹水，腹腔感染。

患者住院后先用西药治疗，后因症状增多，黄疸继续上升，邀中医会诊。

3月15日一诊 患者黄疸深，呃逆、干呕、烧心，舌苔白厚少津，舌质红，脉弦细数。查肝功能，Bil 12.7mg%，GPT 469U，TTT 14U。

辨证：邪实正虚，热灼伤阴。

治法：清热救阴，安胃止呕。

处方：沙参20g　麦冬30g　竹叶10g　生石膏15g

　　　茵陈30g　云茯苓13g　白术13g　金钱草15g

　　　泽泻10g　竹茹15g　赤芍10g　玄参13g

3月22日二诊 患者呕恶仍作，不能受纳水谷，气阴两伤，今晨已进入昏迷状态，两手脉细数无力，在清热滋阴剂中加入开窍醒神药品。

处方：茵陈30g　郁金13g　石菖蒲10g　沙参20g

　　　麦冬30g　云茯苓13g　白术15g　金钱草20g

　　　泽泻13g　半夏10g　局方至宝散2瓶

3月25日三诊 患者神志转清，可以正确回答问题，呃逆渐止，黄疸有消退趋势，舌质红少津、无苔，脉细数。

辨证：邪退正虚，气阴两伤。

治法：利胆退黄，扶脾滋阴。

处方：茵陈30g　栀子10g　茯苓13g　白术15g

　　　沙参20g　麦冬30g　泽泻13g　金钱草15g

　　　黄连5g　白芍15g　车前子20g　知母10g

　　　黄柏10g

4月1日四诊 患者精神见好转，津伤见复，有饥饿感，黄疸继续消退。复查肝功能：Bil 4.6mg%，GPT 348U，TTT 5U。

辨证：湿热未清，脾虚胃弱。

治法：清化利胆，扶脾健运。

处方：茵陈30g　金钱草20g　炙黄芪15g　党参13g

白术15g　车前子20g　云茯苓13g　桂枝5g

泽泻10g　神曲15g　陈皮10g　猪苓13g

4月11日五诊　患者病情稳定，黄疸继续消退，出现阳虚征象，自汗乏力，脉细数，津伤见复，舌质红润。在上方中加大补气药物剂量，增加敛阴止汗之味。将党参增至15g、炙黄芪增至20g，加浮小麦20g、白芍15g、炙甘草10g、生牡蛎15g。

5月6日六诊　患者一般情况好，可以下地行动，自汗已止，两手脉较前有力，舌质淡红、苔少尚润。复查肝功能：Bil 2.9mg%，GPT 186U，TTT 11U，A/G 3.8/2.0。

辨证：气血两虚，肝阴不足。

治法：补气养血，敛阴柔肝。

处方：当归10g　白芍15g　熟地黄20g　茺蔚子15g

白术15g　云茯苓13g　党参13g　炙黄芪15g

丹参13g　黄精13g　延胡索10g　川楝子13g

5月20日七诊　患者一般情况好，食量每天8～9两，偶有肝区疼痛，腹不胀，夜眠可，二便正常。复查肝功能：Bil 1.6mg%，GPT 132U，TTT 8U。准予出院回家休养，在门诊继续观察，经追踪治疗现已肝功能正常。

处方：当归10g　白芍15g　生地黄15g　熟地黄15g

云茯苓13g　白术15g　益母草15g　鸡血藤15g

黄精13g　炙黄芪20g　党参15g　川楝子13g

丹参 13g　莪术 10g　王不留行 15g　麦冬 20g

【按语】本例患者的特点是邪实正虚，邪实表现为黄疸深，消化道症状多，而患者身体本质是虚的，如舌红少津、脉细，这和一般邪实湿热不清有本质不同，处理时不宜过用寒凉，要着重于滋阴平肝清热安胃。本例患者一度出现昏迷，要辨别清这与邪扰神明、肝阳亢盛的实证不同，患者没有谵语狂躁等阳证表现，而是衰竭，在处理上不宜过多地使用芳香开窍药物，而应自始至终抓住"正虚"一环，以扶正为主。在处理"虚"证时要辨清阴虚与阳虚，牢记"阴虚生内热，阳虚生外寒"这两句话，凡是口干、舌红、灼热、燥烦、脉弦数多源于阴虚，凡是面色苍白、畏寒、肢冷、短气、嗜睡、舌质淡苔白滑、脉细少力多属于阳虚。

（五）梗阻型黄疸案例

例 1

王某，男，24 岁，干部，病历号：81973，入院日期：1981 年 5 月 12 日。

主诉：巩膜、皮肤黄疸，尿黄近 50 天。

现病史：患者从 1981 年 3 月下旬开始感觉食欲不振、厌油、腹胀、尿色深黄，经检查发现巩膜发黄，查肝功能异常，在外院治疗，但黄疸继续上升，大便灰白，黄疸不退，转来我院。

查体：T 36.6℃，P 68 次/分钟，R 18 次/分钟，BP 115/70mmHg。神清，黄疸深，肺肝界第六肋间，腹部平坦，肝肋下 1.5cm、剑下 6.5cm，胆囊未扪及，下肢无浮肿。

诊断：病毒瘀胆型肝炎，梗阻型肝炎待除外。

患者入院后在我院外科进行治疗，黄疸继续上升达到33.2mg，经腹腔镜、肝穿刺、胆囊穿刺等检查，确诊为淤胆型肝炎，在外科经治疗后黄疸渐消退，症情稳定，转到普通病房，邀中医会诊。

6月24日一诊 患者黄疸中度，面色青灰晦暗，肝区痛，食欲一般，舌苔干厚少津，体弱乏力，消瘦，脉细数无力。查肝功能，Bil 11mg%，GPT 28U，TTT 4U。

辨证：邪实正虚，湿热不清，气阴两伤。

治法：清化湿热，滋阴导滞。

处方：茵陈30g　郁金10g　金钱草20g　云茯苓13g

白术13g　泽泻10g　知母10g　黄柏10g

车前子30g　生地黄10g　鸡血藤15g

益母草15g　火麻仁10g

7月9日二诊 患者黄疸明显消退，食欲逐渐增加，面色晦暗不华，口渴，体力弱，脉细数，舌质淡。复查肝功能：Bil 5.4mg%，GPT 106U，TTT 4U。

辨证：湿热减轻，气血兼亏。

治法：清余邪，补气血，滋津液。

处方：茵陈30g　郁金10g　金钱草15g　栀子10g

当归10g　赤芍10g　生地黄15g　熟地黄15g

丹参13g　白术15g　云茯苓13g　玉竹15g

党参13g

7月30日三诊 患者仍有黄疸少量，食欲增加，面色转红润，津伤见复。复查肝功能：Bil 1.8mg%，GPT 71U，

TTT 2U。

辨证：邪退正虚，气血双亏。

治法：补气养血，活血安神。

处方：茵陈30g　金钱草20g　栀子10g　党参15g
　　　白术15g　生地黄15g　熟地黄15g　当归10g
　　　益母草15g　丹参13g　首乌藤30g　炙黄芪20g
　　　赤芍13g

上方服用10剂后查肝功能，Bil微量，GPT 148U，TTT 2U。

【按语】本例患者为梗阻型黄疸，患者身体虚弱，中医采取攻补兼施的方法，在初期侧重清化湿热，佐以补气养血，之后随着黄疸消退，适当转向扶正。经过2个月中西结合治疗，患者痊愈出院。

关于梗阻型黄疸，用中药治疗时，应以疏肝利胆活血为主，佐以通降利尿，使邪有出路，胆道畅通。但本例患者由于体质弱，不宜使用苦寒通降之品，以当归、金钱草、火麻仁、黄柏等代替，导邪外出，达到疏通胆道之目的。

例2

赵某，男，20岁，工人，病历号：81294，入院日期：1981年2月27日。

主诉：食欲不振、乏力、尿黄9天，皮疹7天。

现病史：患者从2月19日起感头痛，全身不适，小便黄，查尿三胆（＋），服退烧药及肝太乐后身起红色皮疹，瘙痒明显，纳食差，恶心。在院外查肝功能，GPT 579U，转来我院。

初步诊断：急性黄疸型肝炎，药物性肝炎待除外。

患者住院后查肝功能，Bil 5.0mg%，GPT 668U，TTT 3U。经过西药治疗 GPT 渐消退，TTT 始终维持正常，但黄疸阶梯上升，最高达 21.5mg%，经过各项检查和外科腹腔镜探查，最后诊断为淤胆型肝炎。邀中医会诊。

5 月 16 日一诊 患者黄疸深，面色晦暗无光泽，舌质绛红，苔黄厚少津，胸满痞闷，不思饮，心烦急，夜眠多梦，食欲勉强，脉弦数。查肝功能，Bil 21.5mg%，GPT 204U，TTT 4U。

辨证：肝胆郁热，气滞血瘀。

治法：清肝利胆，宽中消痞。

处方：柴胡 10g　郁金 10g　黄连 10g　瓜蒌 30g
　　　半夏 10g　枳壳 10g　金钱草 20g　车前子 30g
　　　山楂 30g　神曲 30g　麦芽 30g　泽泻 10g
　　　泽兰 13g　茵陈 30g　龙胆草 10g　大黄 6g

5 月 29 日二诊 患者黄疸稍见消退，舌苔白腻，中焦痞满减轻。在原方中加栀子 10g、黄柏 10g。服药后复查肝功能：Bil 18.2mg%。

6 月 15 日三诊 患者黄疸已见明显消退，胃纳增加，有时仍感腹胀，大便颜色转黄。查肝功能：Bil 11.6mg%，GPT 386U，TTT 6U。继续疏肝利胆，通降活血。

处方：柴胡 10g　郁金 10g　金钱草 15g　大腹皮 13g
　　　瓜蒌 30g　栀子 10g　败酱草 10g　大黄 10g
　　　丹参 13g　红花 10g　茵陈 30g　黄柏 10g

7 月 13 日四诊 患者黄疸已见大幅度消退，矢气味秽，脘腹稍感胀痛，舌苔白厚，脉弦数。查肝功能：Bil 3.7mg%，GPT 400U，TTT 正常。

辨证：湿热未清，肠道似有积滞。

治法：清化消导，活血利胆。

处方：茵陈30g　栀子10g　瓜蒌30g　枳实10g

　　　酒大黄6g　当归10g　赤芍13g　金钱草20g

　　　泽泻10g　益母草15g　滑石15g　败酱草10g

8月1日五诊　患者黄疸继续消退，目前湿热肃清，饮食二便正常，但正气津液未复，感觉乏力口干，面色欠红润。查肝功能：Bil 1.6mg%，GPT 204U，TTT 4U。

辨证：邪退正虚，气阴两伤。

治法：补气养血，扶脾调胃。

处方：当归10g　白芍15g　熟地黄20g　丹参13g

　　　云茯苓13g　白术15g　党参15g　益母草15g

　　　柴胡10g　郁金10g　玉竹15g　山药13g

【按语】本例患者诊断为淤胆型肝炎，从中医辨证分析，其主要是湿热熏蒸，胆汁排泄不畅之故，治疗以疏导利胆为主。本例患者开始时热象不明显，着重以宽中消痞法调治；湿象解后由于矢气秽浊，脘腹胀满，故加大通降药物用量，以肃清肠内积滞，方将残黄和转氨酶指标降下；最后以补气养血扶脾收功。

　　例3

吴某，女，50岁，医生，病历号：84749，入院日期：1983年3月24日。

主诉：恶心、乏力半个月，黄染 5 天。

现病史：患者半个月前开始感觉胃部不适、乏力、恶心呕吐，5 天前发现目黄、尿黄，来我院检查 GPT 696U、TTT 16U、Bil 12.3mg%，以黄疸待查收住院。

查体：神清，颜面轻度浮肿，巩膜及皮肤重度黄染，未见蜘蛛痣及肝掌，肝浊音界第六肋间，肝肋下未及、剑下 3cm，脾未及，腹水征（－），下肢有可凹性浮肿。

初步诊断：黄疸待查，病毒性肝炎或梗阻型肝炎待除外。

患者住院后进行了各项检查，研究讨论认为，本患者无密切接触肝病患者史，肝脾不大，不能诊断为病毒性肝炎，梗阻型黄疸应大便色黄，亦难解释，但患者黄疸继续上升（Bil 17.4mg%，GPT 568U，TTT 14U），邀中医会诊。

4 月 3 日一诊　患者黄疸深，舌质绛红，舌苔干厚且中心垢腻、褐色少津，大便结燥，数日一行，小便短赤，脉弦细，面部和下肢有轻度浮肿。

辨证：湿毒热盛，水谷停积。

治法：清肝利胆，润燥通降。

处方：茵陈 30g　生地黄 10g　玄参 15g　麦冬 20g
　　　郁金 10g　金钱草 15g　栀子 10g　黄柏 10g
　　　茯苓 13g　泽泻 10g　熟大黄 10g　紫草 10g

4 月 6 日二诊　患者服上方后大便降下 2 次，肠道积滞略见清解，脘腹稍见宽畅，舌苔稍润。依原治法治疗。

处方：茵陈 30g　郁金 10g　金钱草 20g　生地黄 13g
　　　玄参 15g　知母 10g　青皮 10g　陈皮 10g
　　　栀子 10g　黄柏 13g　酒大黄 6g　车前子 30g

茯苓 13g

4 月 13 日三诊 患者黄疸已见明显消退，大便每天 1 次，脘腹不胀，小便量多色浅，口干，食欲欠振，舌红少津，脉细数少力。复查肝功能：Bil 9.1mg%，GPT 504U，TTT 16U。

辨证：邪退正虚，阴虚脾弱。

治法：清解余邪，养阴扶脾。

处方：茵陈 30g　金钱草 15g　茯苓 13g　山药 13g

麦冬 20g　北沙参 20g　石斛 13g　蒲公英 15g

白术 13g　丹参 13g　当归 10g　白芍 15g

4 月 20 日四诊 患者一般情况好，黄疸继续消退，食欲增加，舌苔转润，二便正常。复查肝功能：Bil 4.8mg%，GPT 322U，TTT 9U。患者因家中无人照看，要求回家继续服药治疗。为拟清解调理方。

处方：茵陈 30g　郁金 10g　金钱草 20g　栀子 10g

白术 15g　云茯苓 13g　薏苡仁 15g　枳壳 10g

蒲公英 15g　丹参 13g　焦山楂 30g　焦神曲 30g

焦麦芽 30g　泽泻 10g　沙参 20g　山药 15g

当归 10g　赤芍 10g　白芍 10g

【按语】此例患者特点是湿热阳黄、水谷停积，但停积的主要原因是肠道干涩。第一个处方着重从润燥通降入手，使积滞降下来，打开中焦运化之门，使积聚腐滞排出，黄疸迅速消退，最后仍以滋阴扶脾之法收功。

例 4

李某，男，48 岁，厨师，病历号：86693，入院日期：

1982 年 9 月 22 日。

主诉：发热，乏力，恶心厌油，上腹部不适，尿黄，巩膜黄染 7 天。

现病史：患者于 1 周前发热，体温为 38℃ 左右，头昏乏力，继之呕逆厌油、腹胀，后又发现目黄。去医院检查尿三胆（＋），特来我院。

查体：T 36.8℃，P 86 次/分钟，R 21 次/分钟，BP 120/86mmHg。发育、营养中等，精神好，全身皮肤及巩膜轻度黄染，无出血点，舌苔白厚；肝上界第六肋间，肋下 1.5cm、剑下 2cm，有压痛和叩击痛，脾未及。入院后查肝功能，Bil 3.3mg%，GPT 584U，TTT 8U。

初步诊断：急性黄疸型肝炎。

患者入院后先用常规西药治疗，但未能控制症情发展，至 10 月 15 日胆红素升至 19mg%，TTT 8U。邀中医会诊。

10 月 18 日一诊 患者黄疸深，大便色灰白，每天 1 次，主诉胃脘有痛感，小便短赤，舌苔白厚，脉弦数有力。

辨证：水谷停积，中焦失运。

治法：疏肝利胆，宽中消导。

处方：茵陈 30g　郁金 10g　金钱草 15g　瓜蒌 30g

　　　枳实 10g　黄连 10g　青皮 10g　陈皮 10g

　　　大腹皮 13g　熟大黄 10g　泽泻 10g　茜草 10g

　　　滑石 15g

10 月 22 日二诊 患者症状减轻，黄疸已有下降趋势，大便色仍灰白，脉弦数。复查肝功能：Bil 14.2mg%，GPT 142U，TTT 13U。继续疏肝利胆，佐以活血通络。

处方：茵陈 30g　　郁金 10g　　金钱草 20g　　红花 10g

莪术 10g　　三棱 10g　　鸡血藤 15g　　桃仁 10g

黄柏 10g　　滑石 15g　　熟大黄 10g　　生地黄 10g

车前子 20g　　紫草 10g

11 月 5 日三诊　患者黄疸已见大幅度消退，小便清，舌苔不厚，主诉感觉两腿发软，头昏，有时心悸，此为邪退正虚之象，两手脉细数。复查肝功能：Bil 5.9mg%，GPT 172U，TTT 8U。

辨证：邪退正虚，肝阴不足。

治法：清解余黄，养血柔肝。

处方：茵陈 30g　　郁金 10g　　金钱草 20g　　丹参 13g

当归 10g　　白芍 15g　　生地黄 13g　　熟地黄 13g

炙甘草 10g　　党参 13g　　白术 13g　　麦冬 20g

首乌藤 30g

11 月 20 日四诊　患者黄疸基本消退，精神食欲好，有时感觉头晕心慌，脉细数，舌质淡红少津，苔厚白。复查肝功能：Bil 2.3mg%，GPT 154U，TTT 6U。

辨证：湿热已消，气阴两伤。

治法：补气养血，滋阴和肝。

处方：当归 10g　　白芍 15g　　生地黄 13g　　熟地黄 13g

白术 15g　　党参 15g　　云茯苓 13g　　炙甘草 10g

麦冬 30g　　丹参 13g　　川楝子 13g　　首乌藤 30g

柏子仁 10g

【按语】本例患者平素嗜好饮酒，年纪较大，长期纵酒，致使胆道淤滞造成梗阻。从大便灰白、黄疸上升迅速等特点看，应大力疏肝利胆、活血化瘀，使黄疸消退，随后出现邪去正虚征象即时给予调补扶正。

对于梗阻型黄疸的利胆突破，要针对患者症情和身体条件掌握分寸，采用疏肝解郁理气活血和通调二便之法进行攻破，在黄疸消退期中，要观察机体气阴情况，适当佐以补气养血滋阴之品配合扶正，以免过伤正气。在攻破时药物剂量不妨大一些，以加速效力，争取早日解决梗阻，消退黄疸。

（六）妊娠肝炎案例

例1

相某，女，24岁，工人，病历号：81050，入院日期：1981年1月21日。

主诉：乏力，周身瘙痒半月，恶心呕吐，目黄、尿黄5天，妊娠8个月。

现病史：患者半月前无明显诱因自感乏力，周身瘙痒明显，继之下肢浮肿，口渴，大便次频；5天前恶心呕吐，不思饮食，去医院检查，发现皮肤、巩膜黄染。诊断为肝炎特来我院。

查体：T 36.8℃，P 88次/分钟，R 24次/分钟，BP 128/88mmHg。发育、营养中等，急性病容，表情痛苦，皮肤及巩膜中度黄染，全身抓痕成片，未见明显蜘蛛痣和出血点，肝掌（－）；双肺呼吸音浊，未闻干湿性啰音；心率88次/分钟，心尖部可闻及Ⅱ～Ⅲ级吹风样杂音，心律齐；肝脏相对浊音界位于右锁骨中线第五肋间，肝脾触痛不满意，无明显叩击痛，腹膨隆；宫底位于剑下四指，胎头入盆，胎心140次/分钟；

下肢可凹性浮肿明显，生理反射存在，病理反射未引出。外院查肝功能，Bil 11.2mg%，GPT 140U。

初步诊断：妊娠中黄疸所致的肝损害，肝炎待除外。

患者住院后第2天凌晨开始阵发性腹痛，至午后6时顺产一男婴，外阴于1、6点2处轻度撕裂，产道侧后壁有环状撕裂，经缝合压迫止血效果不好，宫内与阴道壁同时出血，估计总出血量在1400~1600mL。由于出血量多，血压下降以后又出现腹胀、呕吐等消化道症状。从患者住院至2月16日这一阶段由西医治疗，后因患者高烧持续不退，同时有贫血征，邀中医会诊。当时体温39.2℃，血色素4.2g，红细胞149万。查肝功能，Bil 4.1mg%，GPT 236U，TTT 5U。

2月16日一诊 患者产后25天，每天午后持续发热达70天，主诉头晕、耳鸣、心悸、失眠、心烦、大便排解欠畅、小便短赤、舌质淡苔净、脉细数少力。

辨证：产后气阴两伤，阴虚发热。

治法：补气养血，培阴退烧。

处方：人参10g　白术15g　云茯苓13g　生地黄15g

熟地黄15g　炙甘草10g　阿胶20g　白芍15g

地骨皮13g　银柴胡10g　炙黄芪20g

首乌藤30g　当归10g

2月23日二诊 患者服药后自觉心慌、头晕、耳鸣等症状减轻，舌质转红，唯发热未愈。继续滋阴养血大力退热。

处方：当归10g　白芍20g　阿胶30g　天冬15g

麦冬15g　黄精20g　石斛13g　龟甲15g

地骨皮15g　牡丹皮13g　黄芪20g　生地黄15g

熟地黄 15g　女贞子 15g

3 月 2 日三诊　患者体温逐渐下降，最高为 38℃，血色素升至 5.5g，红细胞 212 万，精神好，出汗较多，脉细，舌质红润。继续补气养血，敛阴止汗。

处方：当归 10g　白芍 15g　生地黄 15g　熟地黄 15g

党参 15g　阿胶 20g　龟甲 20g　地骨皮 15g

牡蛎 15g　黄精 15g　麦冬 30g　女贞子 15g

黄芪 20g　首乌藤 30g　山茱萸 10g

3 月 9 日四诊　患者体温降至 37.5℃，血色素升至 6.5g，食欲见增，每天可进食 6 两，舌质红，脉搏较前有力。继续补气养血，扶脾安神。

处方：当归 10g　白芍 15g　生地黄 20g　熟地黄 20g

阿胶 20g　龟甲 15g　白术 15g　云茯苓 15g

党参 15g　炙黄芪 20g　炙甘草 10g　首乌藤 30g

酸枣仁 10g

4 月 3 日五诊　患者体温已降至正常，血色素升至 11g，红细胞 367 万。查肝功能，Bil 微量，GPT 100U，TTT 15U。体力逐渐恢复，睡眠好转，食欲增加，面容亦转红润，脉搏有力，出汗亦减，有时感觉腰酸。准予出院回家休养，为拟巩固方，以补气养血、扶脾滋肾为主。

处方：当归 10g　白芍 15g　熟地黄 20g　何首乌 30g

阿胶 20g　白术 15g　党参 15g　枸杞子 20g

炙黄芪 30g　川续断 15g　桑寄生 15g

茺蔚子 20g

【按语】本例患者由于产后大出血，造成气血两伤。中医治疗时，出血虽止但患者面色㿠白，机体极度衰弱，每天持续发热，消耗气血和津液。根据中医辨证分析，患者午后发热同时伴有心烦，证属血虚阴亏不能制阳之候，治疗立法始终用培阴抑阳、补气养血之法，一面清退虚热，一面补产后的亏损，连续服药1个月热退身安，气血逐渐恢复，各项指标均见明显好转，效果比较满意。

在药物配伍上应注意以培阴抑阳为主，补气养血为辅，重用龟甲、熟地黄、黄精、阿胶、地骨皮、天冬、麦冬等培阴抑阳之品，佐以人参、黄芪、当归、白芍等调气血之品，以达到阴平阳秘的目的。

例2

王某，女，29岁，社员，病历号：78528，入院日期：1980年3月12日。

主诉：浮肿、纳差2个月，伴有尿黄量少。

现病史：患者近两个月自感头晕，面部浮肿，继全身浮肿，纳差，小便量少（每天250~500mL）色黄赤。1980年3月3日，中期宫内妊娠（29周）时因"重度妊娠中毒症——先兆子痫，腹水原因待查"在复兴医院治疗，住院期间BP 170/120mmHg，肝功能 GPT 180U，TTT 10U，于3月8日静脉点滴催产素，当晚分娩一男婴，产程中出血300 mL，产后精神好，体温正常，浮肿仍存在，腹水增多，查蛋白总重54g，白蛋白2g，球蛋白3.4g，以肝硬化腹水转来我院。

查体：T 36.5℃，P 80 次/分钟，R 21 次/分钟，BP 154/100mmHg。神清，回答问题迟钝，面部及周身皮肤有浮肿，双下肢较重，巩膜及皮肤黄染不明显，腹部高度隆起，腹水征明显，肝于肋下2cm，脾未及。

初步诊断：①妊娠高血压综合征（人流第5天）；②肝硬化腹水，HBsAg（＋）。

患者住院后先用西药进行治疗，后因腹水消退缓慢，患者机体极度衰弱，约中医配合治疗。

3月19日一诊　患者产后第11天。患者高度腹水，经用西药利水消退不满意，患者极度衰弱，少气无力，口干自汗，食欲不振，舌质淡，面色苍白，舌少苔无津，脉细数而弱。

辨证：产后气血两伤，脾阳不足，水湿内停。

治法：大补气血，通阳利水。

处方：炙黄芪30g　人参10g　白术15g　茯苓皮30g

麦冬30g　当归10g　桂枝6g　生地黄15g

熟地黄15g　猪苓15g　泽泻10g　附片3g

车前子（包）30g

3月24日二诊　患者服上方后，尿量由每日1200mL增至2400mL，血压由140/100mmHg降至120/80mmHg，腹水及下肢浮肿均明显消退，唯正气尚弱，津伤重。继续补气养血滋阴救液。

处方：炙黄芪30g　人参13g　麦冬30g　白术15g

茯苓皮30g　大腹皮13g　熟地黄15g　桂枝6g

冬瓜皮15g　附子2g　石斛10g　当归10g

车前子20g　炙甘草10g

3月31日三诊　患者病情好转，腹水逐渐消退，腹围由97厘米降至76厘米，BP 120/80mmHg，尿量日平均2000mL

左右，体力弱，多汗，夜梦多，两手脉细。

辨证：产后气阴两伤非短期可能恢复。

治法：补气养血，扶脾利湿，敛阴止汗。

处方：党参15g　炙黄芪20g　白术15g　茯苓皮30g

　　　当归10g　白芍15g　熟地黄20g　五味子30g

　　　麦冬30g　何首乌20g　酸枣仁15g　炙甘草10g

　　　牡蛎15g　益母草13g　山药13g

【按语】早产、产后患者大都是气血两伤，本例患者兼重度腹水，在治疗时应以驱水为先，但须注意扶正，必须在大力补气养血、强心通阳配合下，才能达到利水消肿的目的。用附子要有"阳虚"体征，如脉细、舌质淡、畏冷、无烦渴；用药剂量视阳属情况而定，最大量为10g，最小量为1g；大剂量使用时应先煎15分钟，以减轻毒性，确保用药安全。

例3

宋某，女，24岁，工人，病历号：87105，入院日期：1982年11月11日。

主诉：乏力20余日，尿黄、身痒10余天，闭经8个月。

现病史：患者于20天前因妊娠体检发现HBsAg（＋），后查肝功能亦有异常；10天后感觉乏力，尿黄，伴有全身发痒，巩膜黄染特来我院。

查体：T 36.6℃，P 26次/分钟，R 19次/分钟，BP 110/60mmHg。发育正常，精神尚可，全身皮肤中度黄染，巩膜中度黄染，肝上界第五肋间，腹膨隆，妊娠子宫，宫底脐上4~5指，胎心130次/分钟，胎动好，肝脾未及，下肢无浮肿，腹水征（－）。查肝功能，Bil 9.2mg%，GPT 746U，TTT 20U↑。

初步诊断：①病毒性肝炎，HBsAg（＋）；②妊娠34周。

患者住院后先用西药治疗，5天后因黄疸继续增长至12.3mg%，邀中医会诊。

11月17日一诊 患者妊娠8个月，黄色鲜明，食欲精神好，小便深黄，大便不干，舌红苔厚，脉弦滑数。

辨证：湿热阳黄，中焦失运。

治法：清化湿热，宽中消导解毒。

处方：茵陈30g 栀子10g 黄柏10g 茯苓13g

泽泻13g 白术13g 猪苓13g 车前子30g

牡丹皮10g 生地黄10g 赤芍10g 金钱草15g

11月22日二诊 患者黄疸未再增深，主诉脘次堵闷，大便排解欠畅，食后有些恶心，舌苔白厚，脉弦滑而数。

辨证：湿热郁结，运化失职。

治法：清化湿热，宽中消导。

处方：茵陈30g 栀子10g 金钱草15g 云茯苓13g

黄芩10g 枳壳10g 青竹茹13g 赤芍10g

瓜蒌20g 熟大黄10g 细生地黄10g 当归10g

12月5日三诊 患者黄疸已见明显消退，舌苔转厚，食欲增加，大便仍欠畅，舌质红，脉弦滑。复查肝功能：Bil 3.1mg%，GPT 115U，TTT 12U。继续清化消导，佐以养血保胎。

处方：茵陈30g 栀子10g 黄芩10g 焦山楂30g

焦神曲30g 焦麦芽30g 熟大黄10g 泽泻10g

云茯苓 13g　　车前子 20g　　瓜蒌 20g　　枳壳 10g

白术 10g　　当归 10g　　生地黄 13g　　白芍 15g

患者于 12 月 8 日顺产一女婴，比预产期（预产期为 12 月 27 日）提前 20 天，产后出血较多，一度血压下降至 100/50mmHg，输血 200mL，将中药暂停。

12 月 9 日四诊　患者产后气血两虚，头晕出汗，心悸失眠，腰腹疼痛，恶露不多，舌淡红，苔白少津，两手脉细数少力。

辨证：气血两虚，败血未尽。

治法：补气养血，活血化瘀。

处方：当归 10g　　赤芍 15g　　生地黄 15g　　熟地黄 15g

泽兰 13g　　红花 10g　　桃红 6g　　党参 15g

炙甘草 10g　　远志 13g　　白术 15g　　云茯苓 13g

香附 10g

12 月 13 日五诊　患者一般情况好，自汗已止，气力渐充，活动后仍感心悸，腹痛减，恶露不多，巩膜黄染轻度，食欲尚可，脉细数。复查肝功能：Bil 2.3mg%，GPT 106U，TTT 7U。为拟补气养血方回家继服。

处方：当归 10g　　熟地黄 20g　　炙黄芪 20g　　党参 15g

白芍 15g　　云茯苓 13g　　白术 15g　　炙甘草 10g

麦冬 20g　　茵陈 30g　　金钱草 15g　　泽兰 13g

柴胡 6g　　郁金 10g

【按语】本例患者特点是妊娠临近产期，高黄邪重，在用药上要注意保护胎元，凡峻下、滑利、行血、破血、散气等辛散、通降、辛温、苦寒之味均应慎用。但对于邪毒壅实的患者，亦应本着"有故无殒"的精神，酌情使用，但不宜长期应用。掌握时机，邪退即止。

本例患者在治疗期间早产，产程中出血较多，即时停用原中药，改换处方，随后又加用活血药以排除败血，处方配伍均须与临床症状和患者体力吻合，才能取得满意效果。

（七）红斑狼疮肝病案例

谢某，女，36 岁，工人，病历号：78422，入院日期：1980 年 2 月 27 日。

主诉：发热、关节肿痛、皮疹 3 个月，本月初症状加重，伴尿黄半个月。

现病史：患者近 3 个月无诱因发冷发热，下午尤甚，体温 37~38℃，伴乏力，纳差，两踝及手指、足趾关节肿痛，全身出皮疹。本月初症状加重，在外院治疗，体温逐渐上升，达 39~40℃，两手因疼痛功能受限，躯干、四肢皮疹增多，极度乏力，胃纳锐减，咽痛干咳，皮肤黄染，大便为黄色稀便，日 2~3 次。2 月 15 日出院时仍发热。后因尿黄加重来我院就诊，以急性肝炎收住院。

查体：T 39.5℃，P 120 次/分钟，R 30 次/分钟，BP 120/80mmHg。患者急性病容，神清，面部及全身皮肤黄染；躯干及背、四肢均有大片红褐色斑疹，形态不一有抓痕，红色压之可退；未发现蜘蛛痣和肝掌；耳后、颌下、腋下、腹股沟均可触及肿大的淋巴结，豆粒大或枣核大小，有轻压痛；舌红、干燥少津；心率120 次/分钟，第五听诊区可闻Ⅱ~Ⅲ级吹风样收缩期杂音；腹部稍隆起，肝上界第五肋间，肝大，肋下

3cm、剑下 4cm，脾区增大，左锁骨中线上肋下 3cm 处可触到脾边缘，肝脾触痛均明显，腹水征（－），下肢浮肿（＋）。查肝功能，Bil 14mg%，GPT 916U，TTT 11U。

初步诊断：①自身免疫系统疾病；②传染性单核细胞增多症待除外；③恶性组织细胞病待除外；④发热黄疸待查。

2 月 28 日一诊　患者高烧，口干，思冷饮，呛咳，黄疸深，神志尚清，面部浮肿，舌质红少津，脉弦滑数。

辨证：高热血燥，毒热内蕴。

治法：清热凉血，解毒降黄。

处方：牡丹皮 13g　　栀子 10g　　黄连 10g　　生石膏 30g

　　　　赤芍 13g　　　金银花 15g　连翘 15g　　水牛角 15g

　　　　麦冬 20g　　　知母 10g　　黄柏 10g　　茵陈 30g

　　　　细生地黄 13g　抗热牛黄散（分冲）2 瓶

3 月 3 日二诊　患者体温已恢复正常，阴伤较重，口干唇裂，夜眠少寐，黄疸尚深，略能进流食，呛咳渐减，舌绛红，无苔，脉细数。

辨证：热灼伤阴，水湿不行。

治法：养阴清热，利水消胀。

处方：茵陈 30g　　栀子 10g　　大腹皮 13g　车前子 30g

　　　　泽泻 10g　　麦冬 20g　　生地黄 10g　玄参 15g

　　　　知母 10g　　黄柏 10g　　云茯苓 13g　地骨皮 10g

　　　　首乌藤 30g

3 月 12 日三诊　患者黄疸已见明显消退，精神转佳，腹水减少，阴伤尚重。复查肝功能：Bil 6.85mg%，GPT 628U，TTT 11U。继续滋阴复液，养血安神。

处方：当归 10g　白芍 15g　桂枝 5g　麦冬 30g

云茯苓 13g　白术 15g　生地黄 15g　熟地黄 15g

益母草 15g　白茅根 15g　火麻仁 10g　泽泻 13g

首乌藤 30g

3 月 19 日四诊　患者黄疸继续下降，出汗多，失眠，大便秘结，舌绛红少津、无苔，脉细数。复查肝功能：Bil 4.3mg%，GPT 400U，TTT 5U。

辨证：邪退正虚，气阴两伤。

治法：补气养血，敛阴止汗。

处方：当归 10g　白芍 15g　山茱萸 10g　浮小麦 15g

党参 15g　沙参 20g　龙眼肉 6g　五味子 20g

麦冬 30g　炙甘草 10g　酸枣仁 10g　首乌藤 30g

4 月 3 日五诊　患者一般情况好，黄疸基本消退，腹水征（-），气血在恢复中，食欲精神可，睡眠欠实，出汗减少。复查肝功能：Bil 1.95mg%，GPT 185U，TTT 正常。准予出院回家休养，为拟巩固调补方。

处方：当归 10g　白芍 15g　生地黄 15g　熟地黄 15g

益母草 15g　云茯苓 13g　炙黄芪 15g

五味子 30g　麦冬 20g　党参 13g　白术 15g

枸杞子 15g　酸枣仁 10g　炙甘草 10g

川续断 15g　首乌藤 30g

【按语】本例患者西医疑为红斑狼疮，但未找到狼疮细胞，邀中医会诊后，中医根据症情辨证认为属热盛迫血妄行，予以重剂凉血清热解毒后热退身安，诸症悉减，之后邪退出现阴虚症状，改用滋阴复液之剂又出现阳虚自汗现象，再加入敛汗补气之剂使肝功能迅速恢复。运用中药贵在随着邪正的消长灵活运用，要做到审证求因、对症处理，从全面考虑抓主要矛盾，切不可针对症状面面俱到使药力分散，药味冗杂反而不能集中有效地解决中心问题。

（八）血清型肝炎案例

田某，女，41 岁，教员，病历号：85943，入院日期：1982 年 7 月 3 日。

主诉：食欲不振，尿黄、乏力 13 天。

现病史：1982 年 5 月 20 日，患者因腹部外伤大出血近 2000mL，输血 1900mL，输血后查献血人为急性肝炎患者。近十余天，患者感觉恶心呕吐厌油，尿黄乏力，急查肝功能 GPT >500U，Bil 3.5mg%。诊断为急性肝炎转来我院。

查体：发育、营养中等，皮肤及巩膜轻度黄染，腹软，腹部伤口已愈合；肝上界第五肋间，叩浊，肝在肋下和剑下因伤瘢触及不满意，脾未及，腹水征（-），下肢不肿。诊断为急性病毒性肝炎（血清型）。

患者住院后先按常规处理，10 天后因黄疸继续上升，邀中医会诊。Bil 12.3mg%，GPT 516U，TTT 5U。

7 月 12 日一诊　患者黄疸深，色鲜明，消化道症状不多，四肢无力，有时心悸，夜晚失眠，食欲尚可，二便基本正常。舌淡红，苔净，两手脉弦。

辨证：毒热内蕴，体虚阴伤。

治法：凉血解毒，大力退黄。

处方：茵陈 30g　郁金 10g　栀子 10g　柴胡 6g

　　黄柏 10g　　云茯苓 13g　　白术 13g　　生地黄 10g

　　丹参 13g　　茜草 10g　　泽泻 10g　　车前子 20g

　　7 月 16 日二诊　患者黄疸见消退，精神转振，脉息亦较有力。在原方基础上加入活血之味，以加速退黄。在上方中加益母草 15g、泽兰 13g。

　　7 月 23 日三诊　患者黄疸已见大幅度消退，面色转红润，胃纳好，脉搏有力，舌质淡、苔净。复查肝功能：Bil 4.3mg%，GPT 529U，TTT 4U。从化验结果可看出，黄疸消退而酶不降，说明血液中毒热尚重。下一步治疗时在利胆退黄剂中加入凉血解毒之品，以降酶。

　　处方：茵陈 30g　　栀子 10g　　黄柏 10g　　泽泻 13g

　　　　　生地黄 10g　　牡丹皮 13g　　蒲公英 15g

　　　　　败酱草 15g　　当归 10g　　赤芍 10g　　白术 13g

　　　　　车前子 20g　　白花蛇舌草 15g

　　8 月 5 日四诊　患者黄疸基本消退，眠食俱佳，面容丰满红润，唯两手脉息尚弱，舌质稍淡。复查肝功能：Bil 微量，GPT 125U，TTT 4U。准予出院，拟养血扶正方。

　　处方：当归 13g　　白芍 15g　　生地黄 15g　　熟地黄 15g

　　　　　党参 15g　　炙黄芪 20g　　白术 15g　　茺蔚子 15g

　　　　　云茯苓 15g　　丹参 13g　　蒲公英 15g　　何首乌 30g

　　　　　黄柏 10g

　　【按语】此患者因外伤后失血输血导致血清型肝炎，本身内脏无病，只是血液感染，消化道症状不多。初起治疗以凉血解毒为主，佐以利水，使邪有出路，三诊时毒热渐清而酶不降，继续加强凉血解毒之药，使酶迅速降下，最后转入扶正，

259

以养血柔肝扶脾收功。

（九）肝炎兼心脏病案例

陈某，女，42，教师，病历号：81122，入院日期：1982年2月2日。

主诉：肝功能反复异常1年半，呕吐腹泻20余天，眼黄半个月。

现病史：患者于1979年6月患急性肝炎住院，当时查肝功能 GPT 628U、TTT 11U、Bil 4.4mg%、HBsAg（＋），治疗3个月后肝功能正常出院。1980年3月查肝功能异常（GPT 500U↑，TTT 17U，Bil 1.2mg%），用肝泰乐治疗痊愈。今年1月因呕吐腹泻，纳差，继之眼黄，查肝功能 Bil 3.0 mg%、GPT 375U、TTT 11U，来我院就诊，诊断为慢性活动性肝炎、心源性黄疸待除外，收入院。

既往史：患者1948年因消瘦明显去医院就诊，查体发现心脏偏大；1954年感全身关节痛，被同仁医院确诊为风湿性心脏病；1958年劳动时突然晕倒，经抢救好转，以后常感心慌、气短；1966年患心肌炎、胸腔积液住院治疗，长期服用毛地黄维持量迄今。

查体：T 37℃，P 67次/分钟，R 16次/分钟，BP 120/80mmHg。发育良，消瘦，精神弱，全身皮肤未见明显黄疸，两肺呼吸运动一致，右肺底于深呼气时可闻少许水泡音；心尖搏动弥漫，范围约4cm×4cm，于心尖部闻及双期震颤；肝肋下2cm、剑下4cm，质较硬，脾未及，腹水征（－），双下肢轻水肿。

初步诊断：慢性活动性肝炎；风湿性心脏病；二尖瓣狭窄并闭锁不全。

患者住院后先用西药治疗，5月13日因心脏症状较多，邀中医会诊。

5月13日一诊 患者面色灰暗，消瘦，呼吸紧促，大便溏泻，日2～3次，下肢水肿，心烦，口干苦，舌质淡，苔白腻，脉细数。

辨证：中阳不足，水湿内停。

治法：补气通阳，利水消肿。

处方：人参10g　桂枝6g　猪苓13g　炮附子3g

泽泻13g　茯苓皮30g　炙黄芪15g　五味子20g

麦冬20g　炙甘草10g　白术15g　车前子30g

5月18日二诊 患者服上方后，心率见缓，维持在70～80次/分钟，小便量增多，下肢水肿渐消，胃脘反酸，自汗。继续补气强心，扶脾利湿。

处方：人参13g　麦冬20g　半夏10g　炮附子3g

云茯苓13g　橘红13g　白术15g　五味子20g

炙甘草10g　桂枝6g　白芍15g　炙黄芪15g

6月2日三诊 患者一般情况好，面容转红润，呼吸平顺，出汗减少，水肿已基本消失，精神食欲好，舌淡红、少津，脉细数。复查肝功能：GPT 78U，TTT 6U，Bil 1.6mg%，蛋白3.5/2.3。

辨证：心脾两虚，水气凌心。

治法：补益心脾，健脾利湿。

处方：人参10g　麦冬30g　五味子30g　桂枝6g

白术 15g　　云茯苓 13g　　冬瓜皮 15g　　炙甘草 10g

炙黄芪 20g　　当归 10g　　生地黄 13g　　熟地黄 13g

白芍 15g　　猪苓 13g　　泽泻 10g　　炮附子 3g

【按语】本例患者患有心脏病，近3年肝炎数次反复，体力日渐衰弱，由于心脾虚亏，水湿内停，出现喘息气促、下肢浮肿等症候。处方以桂枝通阳利水，附子温阳化气，辅以人参、茯苓、白术、甘草健脾化湿，佐以生脉散补气敛阴。这样调整阴阳，补益脾肾，使水湿消除达到邪退身安之目的。

编后语

在整理这部分医案时，我没有把应用西药的内容写进去，但大部分案例都是中西医结合治疗的，因为我的西医知识水平太低，不便轻率地介绍。不过，我从这些案例的治疗，深深体会到中西医结合治疗的甜头，许多重危案例得到康复是双管齐下的结果，绝不是单方面的作用。目前在肝炎治疗上还存在许多难以解决的问题，如肝功能恢复缓慢、肝炎反复、澳抗阳性，以及免疫学有关问题等，都有待大家携起手来，共同努力来谋求解决方法。

中医整体观念较强，认为一个脏器有病，其他脏器也会受影响，研讨造成脏腑运化失常的原因最为关键，从表现上看都是肝炎，都是肝功能异常，但其致病原因不一定相同，因此治疗方法也不能强求一致，必须审证求因，辨因求治，才能取得满意的效果。再一点，中医在临床治疗时还要考虑大自然气候，比如严寒的冬天和盛暑的夏季或气候应寒反热、温度失常等在用药上都要加以选择。另外，患者机体素质、病程长短都要仔细考虑方不致误。

在辨证立法时要抓主要矛盾，有计划地进行治疗，切不宜照顾的面过宽，药力分散，寒热杂投，影响疗效。

中医和西医在理论体系上有分歧，这是中西医结合工作的一大障碍，希望我们中西医同道密切协作，携起手来，共用研讨合作的途径，通过合作来逐渐统一认识，积少成多，用事实来打开中西医结合的新局面，为肝炎攻关尽一份力量。

书中所记录的有些案例在治疗过程中走过许多弯路，由于辨证不清导致治疗效果不好，我对治疗提出的一些看法和治疗代表方剂，可能是不成熟、不全面的，甚至可能是错误的，仅供大家参考，希望中西医同道提出宝贵的意见和建议。

北京市第二传染病医院　王旭斋

附：

王旭斋大事记

1915 年 11 月 16 日　生于河北省大兴县

1921 年 7 月~1927 年 6 月　北京市上堂子胡同小学读书

1927 年 7 月~1933 年 6 月　北京市第二中学高级中学毕业

1934 年 8 月~1937 年 3 月　跟师方苞庭（方维录）学习中医

1937 年 9 月　取得中医执业资格

1937 年 9 月~1948 年 8 月　在家个体行医

1948 年 9 月~1949 年 1 月　在天津伪政府总务处任代理办事员

1949 年 2 月~1954 年 8 月　在家个体行医

1950~1953 年　当选为北京市崇文区人民代表

1953 年 7 月~1954 年 8 月　在北京市进修学校学习

1954 年 9 月 1 日~1960 年　在北京市公共卫生局中医科任科员

1960~1988 年 1 月　在北京第一传染病医院工作至退休

1979 年 6 月　任北京第一传染病医院中医科副主任

1978 年、1979 年、1980 年　连续三年被评为医院先进工作者

1981 年　被评为北京市先进生产者

1982 年 7 月　晋升为副主任医师

1984 年 11 月　经杨慧文、王红兵介绍入党，1985 年 12 月转正

1987 年 8 月　晋升为主任医师

1988 年 1 月　退休

2004 年 12 月 1 日　因病去世